몸의 끝에서 생각이 시작되다

맨발걷기

개정판

몸의 끝에서
생각이 시작되다

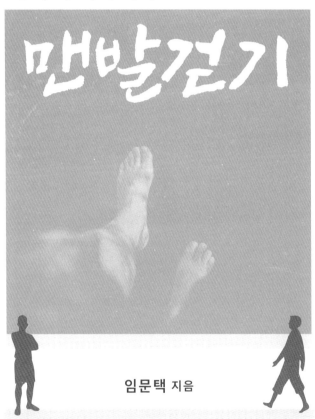

맨발걷기

임문택 지음

바이북스
ByBooks

"우리 지도교수님도 맨발걷기 시작했다고 하시던데?"

"그래? 언제부터 하셨대?"

"한 2주 정도 되었는데 계족산도 알고 계시더라."

아내가 들려준 대학 은사님의 맨발걷기 실천 이야기다. '와, 요즘 맨발걷기 하는 사람이 이렇게 많다니……'라고 생각할 때쯤 출판사 대표로부터 연락이 왔다.

"작가님, 요즘 주변에서 맨발걷기에 관심이 있는 분들을 자주 봅니다. 그러니《몸의 끝에서 생각이 시작되다, 맨발걷기》의 개정판을 냅시다."

이 책을 처음 쓸 때 '운명'이라는 단어를 여러 번 자판으로 두드렸다. 이번 일로 '좋은 일은 함께 다닌다'라는 믿음을 확신으로 바꾸게 되었다. 맨발걷기와 함께하면 언제나 기쁜 소식이 따라온다.

2017년 10월 마지막 날 시작한 맨발걷기가 6년이 다 되어간다. 비가 오나, 바람이 부나, 태풍이 몰아쳐도 맨발로 흙 디디는 삶을 꾸준히 이어왔다. 맨발걷기 습관이 숨 쉬듯, 밥 먹듯, 잠자듯 일상이 된 이유다.

처음 흙을 밟았던 집 앞 중학교 운동장을 가끔 찾는다. 새벽, 아침, 저녁, 밤 가릴 것 없이 맨발로 걷는 사람의 모습이 이어진다. 그때만 해도 맨발로 걷는 사람은 거의 볼 수 없었다. 지금은 내가 이방인처럼 느껴질 만큼 맨발 팬들이 많아졌다.

가히 맨발걷기 광풍이라 부를 만하다. 그 이유는 무엇일까?

일일이 물어보지는 않았지만, 맨발걷기 효과를 맛보았기 때문이라고 생각한다. 사람은 누구나 어떤 일을 시작할 때 쭈뼛쭈뼛한다. 불확실한 믿음, 남들의 이목, 꾸준함의 부족 등 여러 가지로 이유로 새로운 일을 주저한다. 뭐든 한 번만 해보면 계속할 것인지, 그만둘 것인지 결정할 수 있다. 처음 시작이 중요하다. '시작이 반이다.'라고 말하는 이유다.

주변에서도 내 권유로 맨발걷기를 한 사람이 많았다. 그중에는 그만둔 사람, 꾸준히 하는 사람, 권유할 때는 하지 않았지만, 지금 열심히 하는 사람 등 여러 부류가 있다. 꾸준히 하는 사람은 맨발걷기를 좋아할 뿐만 아니라 자신에게 좋다고 생각하기 때문이리라.

이제는 맨발걷기를 하는 나에게 "왜 맨발로 걸으세요?"라고 묻는 사람이 적지 않았던 것이 새삼스럽게 느껴질 정도로 세상이 변했다. 내가 그 변화의 흐름에 일조한 것 같아 뿌듯하기도 하고 겸연쩍기도 하다.

맨발걷기는 어느덧 나에게 친구가 되었다. 삶이 흐트러질 때면 그를 생각해본다. 바쁜 시간, 요동치는 마음, 주변 상황 등으로 365일 매 순간 진지하게 만날 수는 없다. 대충하고 지나칠 때면 내 삶이 방황하고 있음을 나타낸다. 다시 마음 잡을 수 있도록 상담자 역할을 하는 존재가 맨발걷기다.

처음 학교 운동장에서 시작한 그와 만남은 산과 숲, 공원, 계곡, 해변, 자갈밭 등 장소를 가리지 않는다. 흙 있는 곳이면 어디나 접속 가능이다. 그러니 시간이 없다거나 할 곳이 마땅치 않다는 것은 핑계가 될 수밖에 없다. 나조차 게으름을 필 수 없게 단도리하는 효과가 있다.

가끔 "어떤 곳이 맨발걷기 하기에 좋은 장소죠?"라는 질문을 받는다. 그럴 때면 "직접 밟아보시면 알 수 있습니다."라는 답변을 한다. 백문이 불여일견이고 직접 해보지 않으면 알 수 없는 것이 있다.

아스팔트, 콘크리트, 마룻바닥, 우레탄 같은 곳도 맨발로 디딜 수 있다. 문제는 그다음에 일어난다. 감흥이 전혀 없다. 같은 높이, 딱딱함, 둔탁한 소리가 함께 한다. 흙에서 느낄 수 있는 울림이 부재한다. 흙을 밟을 수밖에 없는 이유다. 인간은 본래 흙에서 나서 흙으로 돌아가는 존재하고 하지 않은가.

《몸의 끝에서 생각이 시작되다, 맨발걷기》 개정판을 낸다고 하니 감회가 새롭다. 내가 맨발걷기를 처음 시작한 계기는 어떤 이가 쓴 글이다. 나 또한 내 글을 통해 누군가가 맨발로 흙을 다질 수 있다면 더 바랄 게 없다. 내가 겪은 에피소드를 통해 단 한 사람이라도 신발을 벗기를 바라는 마음이 간절하다. 그 사람에게 놀라운 변화가 기다리고 있을 테니……

임문택

2017년은 내 인생에 운명처럼 다가온 한 해다. 바로 맨발걷기를 만났기 때문이다. 그것도 누군가의 권유가 아니라 스스로 찾은 것이어서 더 의미가 크다. 평소 맨발걷기에 관해 알고 있었으나 별 관심이 없었다. 그러다가 무릎 부상이라는 청천벽력 같은 소식을 접하고 난 후에야 시도를 했다.

영상 3도라는 낮은 기온 속에 첫 발을 땅에 내디딘 것은 2017년 10월의 마지막 날이다. 아무도 없는 어두운 새벽 시간에 내가 거기로 간 이유는 바로 '운명'이었다. 대지에 발을 대는 순간 제일 먼저 드는 생각은 차가움이었다. 어린 시절 말고는 맨발로 땅을 밟을 일이 별로 없었기에 어색하기도 했다.

그 순간도 잠시 한 발 두 발 내디딜 때마다 신기하게도 말 못할 행복감이 서서히 밀려왔다. 맨발걷기가 내 마음을 흔든 것이다. 첫사랑 만남의 설렘 가득한 그 순간처럼.

하루, 이틀, 사흘, 나흘…… 맨발걷기를 하면 할수록 '나'에 대해 집중하기 시작했다. 놀라운 경험이었다. 이전까지 세상에서 가장 능력 없고 초라하며 보기 싫은 존재였던 내가 제법 멋있는 존재로 변화를 거듭했다.

드디어 100일째 되는 그날은 2018년 2월 16일 음력설이었다. 어떤 특정한 날에 의미를 부여한다는 것이 무의미할 수도 있겠지만 음력 새해 첫날 달성한 100일의 기쁨은 말로 다 표현할 수 없었다.

101일, 102일 점점 늘어나는 숫자 속에 하루도 빠짐없이 맨발걷기 하는 내 모습을 바라보며 기특하고 대견했다. 지금까지 어느 하나에 집중하여 이렇게 오랜 시간 해보기는 처음이었다.

맨발걷기를 하면서 끊임없이 떠오르는 주체할 수 없는 생각들이 나를 사로잡았다. 과거의 반성, 새로운 시작에 대한 준비, 하루 일과에 대한 생각, 삶에 대한 의미, '나는 누구인가? 왜? 살아야 하는가?'와 같은 질문과 대답이 떠올랐다.

맨발걷기가 주는 여러 가지 의미와 효과는 무엇인지, 왜 해야 하는지에 대해 여러 가지 공부를 했다.

공부란 책으로 하거나, 몸소 체험하면서 겪은 다채로운 이야기가 될 수도 있다. 전자, 후자 모두 의미가 있을 수 있겠지만 특히 후자에 집중하면서 맨발을 공부하게 되었다.

그전까지 무관심했던 촉각, 시각, 청각, 후각, 미각의 오감에 집중하면서 자연과 대화를 하게 되었다. 자연이 우리에게 주는 많은 관심과 혜택에도 불구하고 우리는 자연을 얼마나 아끼고 사랑하는지 물음과 대답을 찾는 과정이 맨발걷기다.

맨발걷기와의 만남 이후 삶에 임하는 자세가 달라졌다. 세상의 중심에 나를 두기 시작했고 '나'라는 존재를 사랑하고 아끼게 되었다. 표정이 밝아지고 삶이 행복해졌으며 매사에 불평불만이

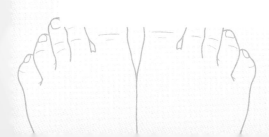

사라지고 자신감이 충만하게 되었다.

맨발이 주는 이로움과 혜택은 말로 다 할 수 없지만 내 인생을 송두리째 바꿔놓았다는 표현이 가장 적합할 것이다. 그만큼 삶의 방향과 의미, 목적을 다시 한 번 재정립하는 기회가 된 것이다.

인생의 전환점에서 살아야 하는 이유를 또 하나 만들게 된 것이다. 발끝과 머리 끝부분인 몸의 끝에서 시작되는 맨발걷기로 행복한 나날을 살아가게 되었다.

구체적인 내용은 다음과 같다.

'1장 맨발걷기'는 맨발걷기를 어떻게 시작하게 되었으며, 어떤 과정을 통해서 이뤄졌고, 그 속에서 무엇을 찾을 수 있는지 이야기하고 있다.

'2장 삶을 결정짓는 요소'는 우리 인생을 결정하는 여러 가지 요소 중 내가 생각하는 것을 기술함으로써 어떤 삶을 살아가야 할지 적었다.

'3장 왜 맨발걷기인가'는 맨발걷기를 할 수밖에 없는 다양한 이야기를 나눔으로써 맨발걷기가 가진 장점을 기술했다.

마지막으로 '4장 맨발걷기는 어떻게 하는가?'는 맨발걷기를 하는 방법에 대해 경험을 토대로 자세하게 나타냈다.

좋은 습관 형성은 운명까지 바꾼다고 한다. 맨발걷기는 내 인생에서 훌륭한 습관이 되었다. 운명이 바뀔 수 있다는 기대로 하루하루 열심히 반복하다 보면 행복은 이미 내 곁으로 오지 않을까 생각한다.

이제 하루라도 맨발걷기를 하지 않으면 안 될 만큼 습관이 되었다. 이렇게 좋은 습관을 혼자 간직하기보다는 여러 사람들과 함께하면 좋겠다는 생각에서 이 책을 쓰게 되었다.

아무리 좋은 이야기라도 글로만 접하고 직접 해보지 않는다면 무용지물이다. 지행일치의 마음으로 꾸준히 맨발걷기에 참여하다 보면 분명 달라진 스스로의 모습에 감동하게 될 것이다.

내가 직접 체험한 경험이기에 자신 있게 말할 수 있다. 내일은 늦다. 지금 바로 맨발로 대지를 밟아 보자. 내 인생의 주인은 '나'라는 생각으로.

임문택

차
례

개정판을 내면서 • 4   들어가는 글 • 8

chapter 1 **맨발걷기**

01 새벽공기를 가르며 • 18
02 차가운 대지와의 조우 • 25
03 느낀다 그리고 깨닫는다 • 31
04 머리가 아니라 발이다 • 39
05 글을 쓴다 • 44
06 몸과 마음이 변한다 • 50
07 삶의 의미를 찾는다 • 58
    흙은 우리들의 고향 • 64
    오감 맨발걷기법 • 67

chapter 2 **삶을 결정짓는 요소**

01 환경과 조건에서 벗어나라 • 73
02 우선 '나'부터 만나야 • 80
03 생각의 틀 • 88
04 행복과 불행 사이 • 95
05 열정과 집념 • 101
06 부지런함 • 108
07 습관 • 112
    친지인 채소 • 118
    맨발걷기는 명상 • 121

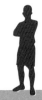

chapter 3 **왜 맨발걸기인가**

01   운동 마니아 • 125
02   무릎 부상 • 131
03   맨발로 걷기 시작하다 • 139
04   몸의 끝에서 생각이 시작되다 • 146
05   맨발이 주는 기쁨 • 153
06   멈추지 않는다 • 160
07   맨발을 공부한다 • 167
      맨발걷기를 처음 하는 분들에게 드리는 노하우 • 172

chapter 4 **맨발걷기는 어떻게 하는가?**

01   장소를 따지지 말자 • 179
02   시간을 자유롭게 하자 • 185
03   날씨에 구애받지 말자 • 192
04   특별한 방법은 없다 • 199
05   타인의 눈치를 볼 필요가 없다 • 206
06   시작이 중요하다 • 213
07   혼자 혹은 둘 이상 한다 • 220
08   다른 사람에게 나눠주자 • 227
      겨울 맨발걷기 노하우 • 234
      발은 좋은 흙 탐지기 • 237

      맨발걷기 좋은 장소 • 241
      나가는 글 • 252

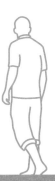

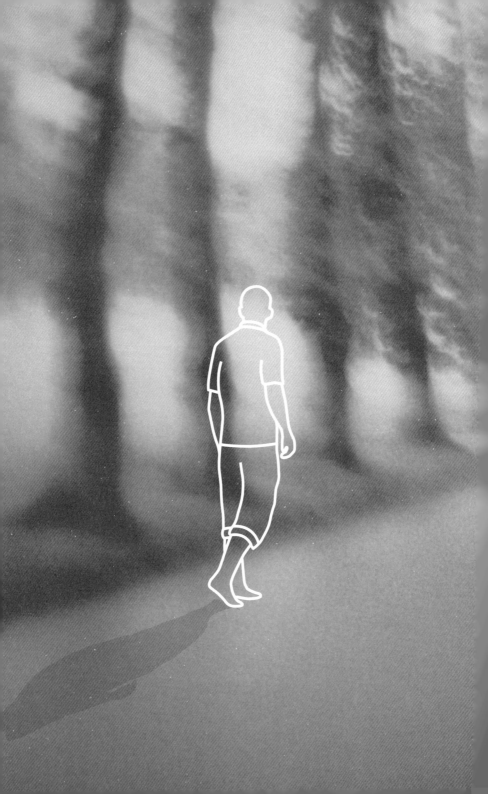

chapter 1

맨발걷기

2017년 10월 31일 새벽은 나에게 잊을 수 없는 날이다. 맨발걷기를 처음 시작했고 내 삶의 변화를 시도한 의미 있는 날이기 때문이다.

이른 새벽 영상 3도의 추운 날씨에 나는 왜 맨발걷기를 시작했을까? 지금 생각해보면 내 의지라기보다는 보이지 않는 운명의 끈이 나를 그곳으로 이끈 것 같다. 몹시도 추운 날씨였지만 대수롭지 않게 여기고 간단한 복장으로 인근 중학교로 향했다.

맨발걷기라는 말을 처음 들었을 땐 '맨발걷기? 너무 조잡하지 않아?, 맨발로 걷는다고? 그게 운동이 되겠어?'라는 생각으로 그냥 흘려보냈다. 그렇지만 그 당시 내 몸은 급속도로 좋지 않았고 그래서 일반적으로 해 오던 운동을 제대로 할 수 없는 지경에 이르렀다.

그러던 차에 맨발걷기라는 것을 신문에서 보고 '어?, 나도 한 번 해볼까?'라는 동기가 일어났다. 평소 어떤 일을 하겠다고 마음먹으면 밀어붙이는 성격이라 그날도 예외 없이 일단 해보기로 마음먹고 이른 새벽에 나갔다.

가을 새벽은 칠흑 같은 어둠이 깔려 있었고 한치 앞이 보이

지 않는 그야말로 암흑의 세계였다. 순간, 덜컥 두려움이 엄
습해 왔다.

'운동장 바닥 유리에 베이는 거 아니야? 철사에 찔리기라도
하면 어쩌지?'
오만 가지 생각이 다 들었다.
그래도 이왕 나왔으니 조심스럽게 흙을 밟고 앞으로 나갔다.
시간이 흐를수록 두려움이 묘한 희열로 바뀌면서 기분이 좋
아지고 편해지기 시작했다.
'어? 이게 뭐지?'라는 생각과 함께 맨발걷기가 시작되었다.
그것도 새벽공기와 함께.
처음이라는 단어가 어색할 정도로 아무렇지 않게 맨발걷기
를 할 수 있었다. 보통 사람들은 처음 맨발걷기를 하면 발바
닥이 아프다든지 하는 증상이 있었지만 나는 전혀 그러한 고
통을 느끼지 못했다. 그야말로 맨발걷기는 나의 운명이었다.

1

새벽공기를 가르며

새벽과 처음은 공통점이 있다. 바로 뭔가를 새롭게 해보는 첫 출발의 의미다. 나는 새벽에 굉장히 친숙하다. 언제부터인가 새벽이 좋아졌고 어려운 일은 새벽에 해결했으며, 공부도, 운동도 모든 것의 첫 출발은 언제나 새벽이었다. 그래서 맨발걷기도 새벽에 시작한 것 같다.

아래 글은 내가 맨발걷기를 시작하면서 매일 조금씩 적었던 소감록이다. 이 글에서도 알 수 있듯이 나의 체질은 새벽형이다.

 아침 맨발걷기가 아쉬워 퇴근 후 딸이랑 2차 맨발걷기 수행. 역시 새벽이 최고 좋은 시간인 것 같다. 내일 새벽을 기약하며……(맨발걷기 19일차 소감록)

 드디어 마의 21일째 돌파. 역시 맨발걷기는 새벽이 좋다는 걸 느끼며 내일 새벽 기약. 편안한 밤 되세요(맨발걷기 21일차 소감록).

맨발걷기 22일차. 역시 맨발걷기는 만물의 기를 받을 수 있는 새벽이 최고임을 느끼며…… 11월 마지막날 마무리 잘 하십시오(맨발걷기 22일차 소감록).

　그러면 언제부터 새벽을 좋아하게 되었을까? 찢어지게 가난했던 어린 시절 내 손에는 신문이 쥐어져 있었다. 신문배달을 시작한 것이다. 초등학교 3학년이라는 다소 어린 나이에 삶을 필사적으로 살아가기 위해 선택한 나만의 생존방식이었다. 그래서 매일 새벽 6시 이전에 일어나야 했고 그러한 삶은 나의 일상이 되었다.

　누구나 체험하는 고등학교 입시 시절 매일 새벽 3~4시에 기상해서 밤 11시가 넘어서 잠자는 생활을 했던 그 당시에도 새벽을 즐겼다. 즐겼다기보다는 그렇게 하지 않으면 살아남을 수 없음을 잘 알았기에 또 다시 새벽형 인간으로 삶을 반복하게 되었다. 물론 새벽에 나를 깨워야 하는 아버지와 매일매일 전쟁을 치러가며…….

　어린 시절부터 운동을 좋아했던 모습은 성인이 된 지금도 같다. 새벽형 인간으로서의 생활은 저녁 혹은 밤 운동의 맛을 느끼지 못하게 만들었다. 새벽엔 생동감과 활기와 힘이 솟지만 다른 시간에는 그렇지 못했다. 왠지 무기력해지고 오히려 힘이 빠지는 느낌이었다. 물론 사람의 체질에 따라 다르겠지만 난 새벽을 너무나 사랑하고 동경하는 체질이다. 새벽 체질과 두뇌 적응이 어린 시절부터 완벽하리만큼 잘 이뤄져 있었기에 맨발걷기 시간도 새벽을 택한 것 같다.

　맨발걷기를 처음 시작한 날 새벽은 그리 녹록치 않았다. 아무리 새벽을 좋아했던 나였지만 그날은 깊어가는 가을이었고 더군다나 맨발로 영상 3도의 차가운 흙을 밟고 지나간다는 사실은 그리 쉬운 길은 아니었다. 더군다나 '처음'이라는 단어처럼 아무런 준비도 없이 무작정 나가게 된 그날은 몸과 마음이 무지하게 춥고 시렸던 기억밖에 나지 않는다.

나중에 깨달은 것이지만 맨발걷기는 몸을 최대한 따뜻하게 해야 한다. 그야말로 발을 제외한 머리, 몸 등 모든 신체 부분을 꽁꽁 싸매고 나서야 제대로 할 수 있다. 모든 활동을 처음 할 때는 누구나 시행착오를 겪듯이 나도 예외는 아니었다.

칠흑 같은 새벽에 보이는 것이라고는 검은 막밖에 없었고 바닥이 어떻게 생겼는지, 무엇이 있는지 알 수도 없는 상태에서 무작정 걸으려니 두려웠다. 결국 전쟁터의 군인처럼 살을 에는 듯 차가운 날씨와 어둠이라는 두 가지 적과 싸워야 했다. 추위야 그렇다 치더라도 아무것도 보이지 않는 앞길은 나를 더 힘들게 했다.

신발을 어디에 두어야 할지 모르겠고, 옷은 평소 입듯이 입었으며, 모든 것이 준비가 안 된 채로 맨발걷기의 첫 삽을 뜨게 되었다. 지금 생각해보면 피식 웃음만 나올 뿐이지만 그때는 장도에 오르는 장수가 제대로 된 준비 없이 무식하게 들이댔던 것이다.

준비 없는 상태에서도 의욕 하나는 최고였기에 모든 것이 다 용서되었다. 처음 발을 땅바닥에 대는 순간 머리가 텅 비었고, 발은 칼로 베이는 것처럼 고통스러웠다. 만약 몸이 정상이어서 다른 운동을 할 수 있었다면 바로 접고 집으로 돌아갔을 것이다. 지금 이것을 하지 않

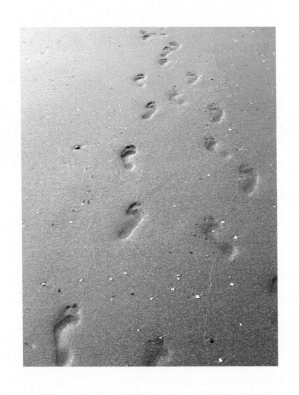

칠흑 같은 새벽에 보이는 것이라고는 검은 막밖에 없었고
바닥이 어떻게 생겼는지, 무엇이 있는지, 알 수도 없는 상태에서
무작정 걸으려니 두려웠다. 결국 전쟁터의 군인처럼 살을 에는 듯
차가운 날씨와 어둠이라는 두 가지 적과 싸워야 했다.

으면 앞으로 운동이라는 단어는 내 머릿속에서 지워야 할 상황이었고 몸을 그대로 방치해야 했기 때문에 전진, 또 전진했다.

한 걸음, 두 걸음, 발을 내디딜 때마다 고통은 두 배, 아니 세 배 아니 그보다 더 크게 다가왔다. 정말이지 '내가 왜 이러고 있나?' 싶을 정도의 고통이었다. '차라리 그만 둘까?'라는 마음이 열두 번도 더 생겼다. '아니야! 그래도 이겨내야 해. 여기서 지면 다 지는 거야.'라는 생각으로 계속해서 앞으로 나갔다.

역시 인간은 적응의 동물이다. 시간이 지날수록 서서히 몸이 적응되어 가고 뇌도 이 상황을 인지했는지 아니면 포기했는지 차츰 안정되어 갔다. 한 마디로 신체가 반응을 해가고 있었다.

그러면서 스스로가 점점 더 괜찮은 존재로 다가서기 시작했다. 아니, 대단한 인간으로 변해가게 되었다. 한 번의 맨발걷기로 이러한 생각이 든다는 것은 '맨발'이라는 것에 굉장한 비밀이 숨어 있는 듯했다. 이전까지 이렇게까지 자신이 멋있어 보인 적이 없기 때문이다.

과연, 이 속에는 어떤 비밀이 숨어 있을까? 차츰 그 비밀의 숲을 헤치고 들어가고 싶었다. 과거에 한 번도 이런 감정을 느껴보지 못했기에 궁금증이 폭발했다.

맨발걷기는 커다란 블랙홀로 나를 빠지게 만들었다. 만약 새벽에 하지 않았다면, 고통과 시련을 겪지 않았다면 어떻게 되었을까? 지금 생각해보면 새벽공기를 가르며 시작했던 바로 그 맨발걷기가 지금까지 꾸준히 유지할 수 있었던 원동력이 아닐까 생각한다.

그래서 지금도 새벽에 맨발걷기를 주로 하지만, 만약 새벽에 하지 못하면 저녁이나 밤에 하게 되는데 새벽만큼 기분이 안 난다. 또 하루 종일 숙제 안 한 학생처럼 마음 한구석에 묵직한 무엇인가가 자리 잡고 있다. 회식이라도 있는 날이면 밤 11시, 12시 정도에 맨발걷기를 해야 해서 부담이 이만저만이 아니다. 맨발걷기를 늘 새벽에 하는 건 이런 이유다.

 새벽의 일상으로 돌아왔다. 그동안 바쁜 일정으로 야간 시간대를 이용했지만 새벽만큼 상쾌하지는 않다. 그래서 사람마다 적합한 시간대가 있는 것 같다. 그건 아마도 몇십 년 이어져온 습관의 힘이 아닐까. 오늘은 시원함과 촉촉함, 까슬함과 보슬함, 산과 강이 공존하는 비빔밥 같다. 새싹이 훌륭하게 자라려고 한껏 물을 빨아올리고 있는 걸 떠오르게 하는 바로 그 모습이다. 어제 내린 비로 대지가 말끔하게 되어 아주 상쾌하다. 이런 기운에 힘입어 몸과 마음도 새롭게 태어나는 순간이다. 한동안 못 받았던 새벽기운이 아쉽기보다는 새롭게 웅비할 수 있는 기회에 하루가 감사하다. 한 마리의 개구리가 뛰어오르려고 한껏 몸을 움츠리듯 새벽 맨발걷기의 멋진 항해를 위해 땅의 기운을 온전히 받아들이고 싶다. 오늘의 꾸준함으로 '새벽을 깨우리로다.' 새 아침, 새 마음으로 행복해지는 하루 되세요(117일차 맨발걷기 소감록).

위의 예처럼 새벽에만 있는 많은 장점에 나는 새벽 공기를 가르며 맨발을 시작하게 되었다. 이러한 모습은 새벽에 맨발걷기를 못하는 여러 사람들에게 많은 공감과 지지를 얻을 수 있었다. 그렇게 하여 새벽 겨울 맨발걷기의 달인으로 거듭나게 되었다.

2

차가운 대지와의 조우

새벽 첫 맨발을 내딛을 때 느낌은 지금도 잊을 수 없다. 천지가 개벽하고 우주가 폭발하듯 발이 너무나도 얼얼하고 아리며 아팠다. 차가운 땅과 발이 닿는 순간 차가운 기운이 그대로 발바닥으로 들어오며 두뇌에서 빅뱅이 일어나는 것이 아닌가 싶었다. 무엇이든 첫 느낌, 첫 경험은 새롭다. 그래서 강렬하게 기억하고 있다.

차가운 날씨에는 두툼한 양말에 보온도시락 같은 신발을 신고 다닌다. 추위를 이기기 위해서다. 그런 경험을 하다가 발을 차가운 맨땅에 내보내는 그 순간은 무아지경이다. 누군가가 진정한 명상은 한자로 '瞑想'(감을 명, 생각 상)이기 때문에 아무 생각이 없는 상태라고 말한다. 진짜로 그 순간은 아무 생각 없이 오로지 발바닥에만 집중하여 맨발걷기를 수행했다.

아래의 맨발걷기 14일차 소감록은 차가운 대지(바닥)와의 조우에 대한 감정을 적은 것으로 맨발로 차가운 대지를 걸음으로써 내면적인 가르침을 깨우치는 순간을 잘 나타내고 있다.

고난이 따르는 어려운 삶을 잡초 같은 인생, 쉽고 편안한 삶을 온실의 화초에 비유한다. 발이 그동안 후자처럼 살아왔다면 오늘 이 순간은 전자가 된다. 어렵게 살다가 쉽고 편안해지면 적응하기 쉽지만 반대가 되는 순간의 고통은 이루 말할 수 없다. 새벽에 첫 발을 차가운 대지에 내디딜 때도 그런 느낌이었다.

그런데 신기했다. 처음에 그렇게 시리고 아프고 얼얼했던 발이 한 발 한 발 땅과 접촉할 때마다 점차 시원해지고 뭔가 뻥 뚫리는 쾌감이 느껴지는 것이 아닌가? 머리가 맑아지고 몸은 편안해지고 스스로 대단한 일을 해냈다는 자부심이 들었다. 평소 느껴보지 못한 놀라운 체험을 하는 순간이었다. 한 마디로 이 세상 모든 것이 내 것인 것만 같았다.

평소 부정적인 시각에 사로잡혀 스스로를 부정하기 일쑤였다. 그 감정의 기원은 잘 알 수 없지만 아무튼 내면의 많은 부분이 긍정적이지는 않았다. 입 밖으로 나오는 말, 마음 속 어느 한 부분, 강하게 보이려고 노력하는 겉모습. 이러한 것들로 원래 내 모습은 사라지고 곡해된 내 모습으로 거의 반평생을 살아왔다.

맨발걷기를 하면서 일어난 가장 큰 변화는 스스로를 점차 인정하고 사랑하게 된 것이다. 특히 새벽 차가운 대지와 만나는 건 이런 변화의 중심에 서 있지 않았나? 생각한다. 흔히 맨발걷기를 제대로 했다고 말하려면 겨울 한 철 정도는 지나야 된다고 말한다. 겨울 혹독한 추위와의 만남을 힘겹게 이겨내면 그만큼 성장할 수 있기 때문이다. 그리고 많은 사람들이 봄, 여름, 가을까지는 맨발걷기를 잘 수행하지만 겨울에 들어서면 차가운 날씨 탓에 횟수와 시간이 점차 줄어드는 경향이 있다. 일상생활도 겨울철에 훨씬 더 움츠려드니 그럴 만하다.

아무튼 나의 맨발걷기는 봄도, 여름도 아닌, 가을이 끝날 무렵 시작되었기 때문에 초보로서 감당하기에는 어려운 시련이었다. 그렇지만 이 고난을 극복하지 못하면 아무것도 할 수 없다는 절박감이 나를 더 강하게 새벽에 나서게 했다.

그렇다면 나에게 잠재되어 있는 부정적 생각은 어떤 것일까? 이 부정적 생각은 언제 생긴 것일까? 많이 생각해봐도 정확히 떠오르지는 않는다.

어린 시절부터 겸손하고 착하게 살기를 강요받고 살아왔다. 그러다 보니 나 자신보다는 남의 입장에서 어떤 문제를 생각하고 해결해야 한다는 강박관념을 갖게 됐다. 특히 남의 이목, 형식 등에서 자유롭지 못하고 '다른 사람은 어떻게 생각할까?' '내가 이렇게 하면 부모님이 싫어할 거야.' '부모님이 좋아하는 것을 하자.' 등의 생각으로 살다 보니 당연히 '나'는 무시되고 남의 입장만 생각하게 되었다.

그러한 삶의 방식은 적어도 맨발걷기를 하기 전까지 이어졌다. 그래서 어떤 일을 성공해도 늘 불만족이었고, 어떤 분야에서든 최고가 되지 않으면 견딜 수 없었다.

그런 생각은 차가운 대지와의 만남을 통해서 서서히 바뀌기 시작했다. 최근에 드는 생각이지만 차가운 발과 함께 시작하지 않았더라면 어떻게 되었을까? 아마도 폭발적인 심적 변화, 삶의 변화는 겪지 못했을 것이다.

어떤 일을 할 때는 처절하리만큼 어려운 시기를 거쳐야 제대로 된 만족을 얻는 것 같다. 그래서 "인내는 쓰고 그 열매는 달다.", "고진감래"같은 말들이 존재하는 것은 아닐까?

지금은 편하게 말할 수 있지만 그 당시는 정말 고통이었다. 발바닥, 발가락 마디마디가 아려오고 수포가 생기는 그 순간은 잊을 수 없다. 아래 글은 나의 맨발 여정이 어느 정도였는지를 잘 말해준다.

 1월초 새벽 맨발걷기를 위해 무작정 차를 몰고 대전 계족산으로 갔다. 평소 계족산에 대해 전혀 알지 못했지만 인터넷을 통해 황톳길이 산 전체에 깔려 있는 맨발 성지라는 말을 듣고 꼭 가고 싶었다. 그러한 기대감이 오늘의 출발을 만들었다. 새벽 6시 정도 출발해 두 시간 정도 후 다다른 곳은 대전 대덕구 장동 계족산이다. 산에 오르기 전 차 안에서 밖의 온도를 보니 영하 8도였다. 그도 그럴 것이 1월초 겨울이었기 때문에 영하 8도는 어쩌면 당연한 것인지도 모른다. 아직 60일도 채 되지 않은 완전 초보였기에 두려움이 엄습해 왔다.

'조금 늦게 올 걸 그랬나? 너무 무리하는 거 아냐? 갈 수 있을까? 14.5km라는데 너무 멀지 않을까?' 오만 가지 생각이 다 들었고, 솔

직히 무서웠다.

그래도 여기까지 와서 포기하기엔 너무 나약하지 않은가? 일단 산을 오르기로 마음먹고 등산화를 벗어 가방에 넣고 맨발로 출발을 했다. 그런데 진짜로 발이 너무 시리다. 시리다기 보다는 발이 아려 오고 깨지는 것 같았다. 땅이 황토지. 완전 얼어서 마치 칼을 밟고 지나가는 것 같았다. 맨발걷기와 함께 고통이 시작이었다. '조금 지나면 괜찮겠지.' 하는 생각으로 무작정 올라갔다.

공기는 차가워지고 발은 아려오고 머리는 무아지경이 되었다. 뇌가 텅 비어지는 착각 속에 점차 힘이 빠져가고 있었다.

20분이 지났을까? 신기한 체험이 시작되었다. 그토록 아리고 시리던 발이 점차 고통이 덜해지는 것이 아닌가? '아! 이게 맨발걷기의 신비구나!'라는 생각이 들면서 왜 고수들이 맨발걷기를 하는지 조금은 알 수 있을 것 같았다.

그러한 생각도 잠시, 다시 고통이 시작되었다. 처음 느꼈던 칼 바닥이 다시금 느껴지고 뇌는 감당할 수 없을 정도의 고통으로 아파오기 시작했다. 사람은 누구나 겪을 수 있을 만큼의 고통을 준다고 했지만 그건 위로로 밖에 들리지 않았다. 고통이 심해질수록 팔을 더 힘차게 흔들고 발도 더 빨리 움직였다. 발바닥을 땅에 닿게 하는 시간을 최소화하기 위해서다.

40분 정도가 흘렀을까? 다시 서서히 줄어드는 고통. 14.5km를 걸으면서 일정한 주기를 두고 계속 고통→안정→고통→안정을 거쳐 반복했다. 7~8km 정도의 중턱에 닿았을 때는 햇살이 비치기 시작했고 햇빛을 본 황토가 마치 시루떡의 고물처럼 고슬고슬 보드라운 감촉을 느끼게 했다. 거기를 밟는 순간 차가움은 사라지고 푹신한 침대가 되었다.

그러한 과정 속에 드디어 4시간 30분의 대장정이 마무리 되었다. 발바닥은 마치 동상이라도 걸린 듯 푸른빛이 돌았고 아프고 아리며 시렸다. 그런데 뭔가를 해냈다는 기쁨은 말로 다 표현할 수 없었다. 정말 위대하고 대단하며 엄청난 결과의 순간이었다(대전 계족산 겨울 맨발 산행 후 소감).

이 산행으로 엄청난 자신감을 가지게 되었고 스스로를 정말 아끼고 사랑하게 되었다. 또한 인생은 결코 평탄하지 않고 고통이 있으면 다시 행복이 오고, 행복이 오면 다시 고통이 온다는 '새옹지마'의 단순한 진리를 뼈저리게 느꼈다.

누가 맨발걷기를 단순하고 형편없는 것으로 치부했는가? 차가운 대지와의 조우에서 맨발걷기는 삶의 철학이요, 자연의 이치며, 우리가 반드시 체험해야 하는 진리라는 깨달음을 얻었다. 절대 고통 속에서 놀라운 삶의 이치와 진리를 깨닫게 되는 순간이다.

참으로 고맙고 감사하다.

3

느낀다 그리고 깨닫는다

맨발걷기는 맨발로 대지의 기운을 느끼고 받아들이기 위해 걷는 활동이다. 일반적으로 생각할 때 신체활동이라고 볼 수 있다. 그렇지만 체험해보니 신체뿐만 아니라 정신에서 많은 변화를 가져왔다. 발바닥을 통해 오장육부가 튼튼해질 것이라고 생각할 수도 있지만 뇌 활성화를 통해 정신적으로도 많은 생각과 깨달음을 얻게 해 주었다. 맨발로 공부할 수 있는 기회를 얻는 것이다. 아래 글은 그러한 내용의 맨발걷기 121일차 소감록이다.

 어제로 맨발걷기를 시작한 지 넉 달이 지났다. 이 시간 속에서 어떤 변화를 겪었을까? 흔히 살이 빠지고, 무좀이 나았으며, 불편했던 곳이 좋아졌다고 말한다. 그렇다면 나는?

우선, 태어나서 넉 달이라는 짧다면 짧고 길다면 긴 시간 동안 이렇게 한 곳에 집중해서 꾸준히 뭔가를 한 적이 없었던 것 같다. 특히 겨울이라는 한계 상황을 정면 돌파했다는 것에 의미를 두고 싶다.

이제 하루라도 하지 않으면 견디기 힘든 습관이 되었다. 또한 나 자신과 정신적 대화를 많이 했다. 그동안 여러 가지 바쁘고 힘든 여정으로 고통 받았을 나 자신의 영혼에게 위로와 고마움을 전했다. 늘 높은 곳만 바라보며 좌절해 왔던 대신 낮은 곳과 주변을 새롭게 바라볼 수 있는 혜안이 생겼다. 요즘은 급변하는 패스트 세상 속에서 상대적으로 슬로가 주목받고 있다. 슬로리딩, 슬로푸드 등 천천히 가는 것이 보다 더 의미 있는 것이리라. 인공 지능의 대세 속에 자연 지능이 의미 있듯 자연 치유의 바다로 빠져 들어가야겠다. 이제 다섯 달, 여섯 달…… 1년 등 많은 날이 남아 있지만 맨발걷기가 희망을 준다. 꾸준히 해야겠다(맨발걷기 121일차 소감록).

윗글에서도 볼 수 있듯이 단순히 신체뿐만 아니라 정신적으로 많은 생각을 하게 되었다. 이것이 다른 사람과 나의 차이라고 말할 수 있다. 보통 사람들은 맨발걷기 하는 첫날부터 '발바닥이 아프다', '발이 얼얼하다', '발바닥에 열이 난다' 같은 신체와 관련된 이야기를 주로 한다고 한다. 나의 경우는 많이 달랐다. '내 스스로가 참 기특하다', '나 자신에게 미안하다', '마음이 참 편하다', '만족감이 든다'와 같은 주로 정신적인 사고와 두뇌 관련 이야기가 많았다.

어떻게 보면 글쓰기와 많이 닮았다. 글쓰기에서 사고와 생각을 하게 만들고 카타르시스를 느낄 수 있듯 맨발걷기에서도 걷기 시작하는 순간 몸과 마음이 편안해지고 여러 가지 생각이 많이 든다. 발바닥과 땅과의 교감으로 뇌가 활성화된 결과로 볼 수 있다.

우리 몸은 시각, 청각, 촉각, 미각, 후각의 오감을 가지고 있다. 맨발걷기라고 하면 땅과 피부와의 접촉을 통한 촉각만 느낄 수 있다고 생각할 수 있지만 실제로는 오감을 모두 느낀다. 구체적인 오감의 체험은 다음과 같다.

첫째는 시각이다. 맨발걷기는 학교 운동장, 산, 들, 바다처럼 장소를 가릴 것 없이 흙만 있으면 어디에서든 할 수 있다. 이곳에서의 맨발걷기로 여러 가지 사물을 관찰하거나 보게 된다. 장미 꽃 색깔, 하늘의 위치, 구름 모양, 나뭇잎 크기, 땅바닥 색깔 등 눈에 보이는 사물을 모두 자세하게 관찰하게 된다. 이것은 특히 산이나 들판으로 나갔을 때 더 확실하게 알 수 있는데 계절의 변화를 가장 민감하게 받아들이기 때문이다.

둘째는 청각이다. 우리 주변에는 많은 소리가 존재한다. 바람소리, 발자국 소리, 물소리, 새소리, 자동차 소리처럼 소리의 종류도 다양하고 그 강도도 제각각이다. 이러한 소리에 집중하며 걷게 되면 마음이 차분해지고 평안해짐을 느낀다. 그 중에서도 가장 중요한 소리는 마음의 소리이다. 마음 깊숙한 곳에서 우러나오는 내면의 소리에 귀를 기울여 보면 내가 어떻게 살아야하는지에 대해 자세한 해답을 얻을 수 있다. 설령 답이 없더라도 마음에 귀를 대고 자세히 들어보면 아픔, 고통, 기쁨, 슬픔 등 여러 가지 소리를 들을 수 있다. 그 소리와 대화하다 보면 기쁨은 배가 되고, 슬픔은 반이 되어 결국은 사라지게 된다. 맨발걷기에서 내면의 소리를 듣는 것은 매우 중요하다.

셋째는 촉각이다. 일반적으로 맨발걷기에서는 촉각이 가장 빈번하게 나타날 것이라고 예측할 수 있다. 그도 그럴 것이 발바닥으로 냉기, 온기, 열기 같은 다양한 온도를 감지할 수 있을 뿐만 아니라 피부로 공기의 흐름과 감촉을 제대로 느낄 수 있기 때문이다. 이러한 촉각은 꽃잎, 풀잎, 나무줄기 같은 것과 교감할 수 있으며 그 속에서 다양한 에너지를 얻을 수 있다.

넷째로는 미각으로, 자연은 다양한 맛을 가지고 있다. 어떻게 얻을 수 있을까? 여기서의 맛이란 혀로 직접 맛보는 것뿐만 아니라 자연의 따뜻함, 사물의 온화함, 겨울의 차가움 같은 맛을 체험하는 것이다. 자연은 다양한 맛을 가지고 있다. 봄, 가을의 포근함, 여름의 더움, 겨울의 차가움, 복숭아의 단맛, 귤의 신맛 같은 맛의 간접적 경험을 맨발걷기를 통해 느낄 수 있다.

마지막으로 후각인데, 자연은 여러 가지 냄새를 포함하고 있다. 맨발 등산 같은 경우는 풀 냄새, 물 냄새, 과일의 단 향기 같은 여러 가지 냄새를 맡을 수 있다. 맨발걷기를 하면서 얻게 되는 여러 가지 감각의 초절정체이다.

맨발걷기는 단순히 걷는 것이 아니라 오감을 통해 느껴지는 다양한 감각을 내부로 받아들이면서 자연의 위대함, 인간의 소중함, 자아 존중감 같은 여러 가지 감정을 느끼는 것이다. 그러면서 자만심, 오만함을 벗어버리고 평정심을 찾는다. 그 속에서 내가 어떻게 살아왔는지, 앞으로 어떻게 살아야 할지에 대한 생각을 정리할 수 있게 된다.

맨발걷기에서는 깨달음이 다양하다. 깨달음이라고 해서 득도에 도달하는 것 같은 엄청난 것은 아니다. 매 순간, 매분, 매일 달라지는 인간의 감정을 맨발걷기를 통해 정화시키고 다양한 깨달음에 도달하게 된다.

 '삶을 살아가면서 가슴 벅차다고 느낄 때가 언제일까?'라는 질문에 우리는 어떤 답을 내 놓을까? 좋은 사람과의 만남, 간접 체험의 최고봉인 독서, 내 삶을 글로 쓸 때, 자식이 잘 되었을 때, 무탈한 현재에 감사함을 가질 때, 자기가 하고 싶은 것을 할 때 등 여러 가지 형태로 나타날 것이다.

이 모든 것을 하나의 말로 나타낸다면 삶의 목표가 생길 때가 아닐까 한다. 이러한 목표는 살아가는 이유가 되고, 행복, 즐거움의 밑거름이 되며, 삶의 방향을 만들어 준다. 목표는 본인이 정하는 선택이 될 수도 있지만 운명처럼 다가온다고 느낀 것은 맨발걷기와의 만남 이후였다.

맨발 만남 이전 삶에 중심이 된 단어가 과시, 발전, 의욕, 승진이었다면 이후의 삶에서는 감사, 자존감, 배려, 홍익이라는 물결이었다. 그렇다고 사람이 하루아침에 변하는 것은 아니기에 뇌 중심에 이러한 말들이 차지하는 자리가 점점 많아지게 된 것이다.

자신에게 부정적이고 비관적이었던 생각이 '자신을 사랑하지 않는 사람은 남을 사랑할 수 없다'는 사고로 전환된 시점이 바로 맨발걷기와의 만남을 통해서였다. 운명이라는 말 속에 필연이라는 뜻이 내포되어 있듯이 내 선택에도 하늘의 뜻이 늘 함께한다고 느낀다. 맨발걷기를 하면서 여러 사람을 만나게 되고 그 속에서 삶의 목표 달성을 위해 다양한 실천을 하게 된다. 그래서 자칫 표류하기 쉬운 인생에 전환점이 되는가 보다.

맨발걷기!

참 단순하고 하찮은 것으로 여겨질 수 있는 이 속에 우리의 삶 속 이야기가 녹아 있고, 우주 진리가 존재하며, 만물의 법칙이 살아 숨 쉰다고 하면 지나친 비약일까? 아니, 그보다도 훨씬 더 큰 무엇인가가 꿈틀거린다고 말하는 것이 맞을 것이다.

이 세상의 진실은 존재하지 않으며 그것은 오직 내 마음 속에 달려 있다고 말하는 것처럼 맨발걷기의 가치도 그것을 받아들이는 자신에 따라 다르다. 오늘 이 글을 쓰면서 삶의 목표, 방향, 실행 즉, 운명을 송두리째 바꿔놓은 맨발걷기의 위대함에 저절로 고개를 숙이면서 그 속에 빠져들 수 있게 허락하신 그 분에게 진심으로 감사를 보낸다(맨발걷기 186일차 소감문).

나 자신을 싫어하고 부정하며 정신적인 학대를 가했던 순간에서 벗어나 자신에게 감사함을 깨닫게 된 것은 모두 맨발걷기 덕분이다.

이제 내일 모레면 200일을 앞두고 있는 시점에서 1년도 채 하지 않았으면서 무슨 이야기가 이렇게 많으냐고 반문할 수도 있겠다. 깨달음은 양의 많고 적음이 아니라 질이라는 생각에 감히 이러한 소감을 적는다.

살아온 인생과 살아갈 시간의 반환점에서 내 모습의 변모에 놀라움과 감사함을 느낀다. 맨발걷기는 우리에게 정신적으로, 심리적으로 무한한 긍정 모드를 만들어 준다. 스트레스를 받아 뒷목이 뻐근하거나, 머리가 욱신거릴 때, 머리가 정리 되지 않을 때, 맨발걷기를 하면 불편함이 최소한으로 줄어들 것이다.

이렇게 말하면 누군가는 말한다.

"그럼, 맨발걷기가 만병통치약이라는 말인가?"

맞다. 적어도 내가 생각하기에 만병통치약에 버금가는 매우 좋은 약이다. 돈이 필요 없고, 특별한 방법 없이, 시간과 흙만 있으면 언제든지 맨발로 걸으면서 생각하고 깨달음을 얻을 수 있기 때문이다. 신체의 불편한 곳을 자연 치유할 수 있는 맨발걷기, 이것만큼 좋은 만병통치약이 어디 있겠는가?

'맨발걷기의 정의가 무엇이냐?'라고 묻는다면 이렇게 대답하고 싶다.

맨발걷기는 신체적으로 불편한 곳을 치유할 수 있으며, 정신적으로 다양한 사고 과정을 통하여 자신감, 만족감, 편안함, 자아 존중감 같은 긍정적 사고 형성에 기여할 수 있는 만병통치약이다.

맨발걷기의 좋은 점만 부각시켜서 불편한 마음을 갖는 사람도 있을 것이다. 그러나 실제로 체험해 본다면 이렇게 말하는 이유와 뜻을 충분히 헤아리고도 남을 것이다. 단지 남의 이목, 시간 없다는 핑곗거리를 찾기 시작하면 안 해야 하는 이유가 더 많이 생길 것이고, 해야 한다고 마음먹는다면 모든 우선순위를 이것에 두게 될 것이다.

결국 중요한 것은 자기 자신의 마음가짐과 실천 의지, 실천하는 모습이다. 오늘부터 매일 하라는 뜻은 아니다. 일단 한 번만이라도 체험의 기회를 가져볼 것을 강력하게 권유한다. 한 번만 해보고 나에게 맞지 않는다고 생각되면 그만두어도 된다.

그렇지만 일생일대의 순간에 나에게 찾아온 소중한 기회를 스스로 차버린다면 평생 후회할지도 모르겠다. 그만큼 맨발걷기가 우리 인생에서 차지하는 비중은 절대적이다. 오늘부터 눈 딱 감고 일단 한 번 시도해보는 기회를 가지기를 간절히 기원해본다.

4

—

머리가 아니라 발이다

"공부를 잘하려면 어떻게 해야 할까?"라는 질문에 "열심히 책 읽고, 이해하며 외우는 것처럼 주로 머리 쓰는 행위를 많이 하면 된다."라고 답한다. 그래서 어려서부터 수학학원, 논술학원, 도서관을 다니고 책상에 앉아 두뇌활동에 집중한다. 학교에서도 아침 독서활동, 토론하기, 글쓰기 같은 지식적인 활동을 강조한다. 물론 틀린 말은 아니다. 그렇지만 좀 더 근본적인 측면에서는 아쉬움이 남는다.

뇌가 받아들일 수 있는 정보의 양은 뇌 활성화 정도에 따라 차이 난다고 한다. 뇌가 지식을 잘 수용할 수 있도록 하기 위해서 뇌 활성화 작업이 먼저 필요한 이유다. 따라서 공부를 하기 전 뇌가 충분히 활성화되어 정보를 유연하게 하도록 하는 과정이 필요한데 그것이 바로 운동이다.

맨발걷기는 맨발을 통한 발바닥 자극으로 뇌를 활성화 시키는데 좋은 운동이다.

살아오면서 발은 늘 어둠 속에 있는 그 무엇이었다. 양말과 운동화라는 이중 막 속에 밝음과는 철저히 차단된 외로움의 극치를 느끼며 살아온 불쌍한 존재였다. 또한 더러운 곳으로 치부되며 그 시대의 유배지 같은 삶을 살아왔다. 이렇게 하찮고 별것 아닌 발에게 천지가 개벽할 만큼 엄청난 사건이 발생했다. 바로 맨발걷기로 거듭난 존재의 재발견이다.

발은 흔히 제2의 심장이라고 한다. 그렇지만 앞서 언급한 장소에 꽁꽁 싸매여 어둠 속의 자식인 양 별다른 주목을 받지 못하다가 최근 맨발걷기라는 화두와 함께 전면으로 등장하게 되었다.

그러면 발은 왜 중요한가?

우리의 신체 기관 중 뇌, 심장 같은 장기는 최고 중요한 것으로 인정받으며 늘 선두에서 관심을 받아왔다. 그렇지만 발이라는 곳은 어느 부분보다 못하고 더러운 곳이라는 관념 속에 늘 외롭게 살아왔다. 발은 소중하고 관심을 받아야 한다. 오장육부의 혈점이 그곳에 모두 존재하기 때문만은 아니다. 발만큼 민감한 부분이 또 있을까하는 관점에서부터 출발한다.

흔히 손과 발을 비교할 때 손은 최고의 감각기관으로 인간 삶의 모든 행동을 통제하고 제어하는 훌륭한 존재로 인정받지만 발은 있으나마나 한 존재이며 그마저도 신체의 일부분으로 그저 붙어 다니는 단순한 존재에 불과했다. 그러나 맨발걷기와 함께 발은 최고의 감각기관으로 거듭나고 있다. 정말로 신비롭고 신기한 순간이 아닐 수 없다. 발은 정말 예민한 곳이다. 맨발걷기 이전에는 생각지도 못한 엄청난 비밀이 숨겨져 있는 소중한 기관이다.

맨발걷기를 시작하면서 발에 대해 내가 가진 인식과 생각이 완전히 바뀌게 되었다. 맨발걷기를 처음 시작했을 때 들었던 생각은 발도 신체의 일부분이라는 것이다. 공기가 소중하지만 늘 있다는 이유만으로 잊혀 있는 것처럼 발도 잘못된 인식으로 존재감이 없었다. 평소 생활에서 발의 감각은 전혀 느낄 수 없었고 더러운 곳으로 치부되는 화장실처럼 늘 노출하기가 꺼려졌다. 발은 은둔의 대가였다.

맨발걷기를 통하여 발에 대한 연구가 시작되었다. 처음 맨발걷기 하던 날은 영상 3도의 차가움으로 발바닥이 실신할 정도였다. 꾹 참고 한 결과 발도 내 몸의 일부라고 느끼게 되었다. 기분이 좋아지고, 머리가 맑아지며 뭔가 성취했다는 만족감이 생기게 되었다.

누구나 맨발걷기를 하면 신체적인 것뿐만 아니라 정신적으로도 엄청나게 성장 할 수 있는 것이다.

맨발걷기를 처음 시작한 날부터 자신을 사랑하고 존중하며 가치 있는 존재로의 깨달음이 생기기 시작했다. 아래 글은 그에 대한 개인적 소감이다.

지구의 환경상태를 알려주는 식물을 지표 식물이라고 하듯 신체의 컨디션을 잘 나타내주는 곳은 발바닥이다. 그만큼 예민하다. 학기 초 산적한 업무처리와 바삐 돌아가는 일정 탓에 몸이 좋지 않은지 예전에 나타났던 발뒤꿈치 갈라짐 현상이 다시금 출현했다. 그로 인해 오늘 맨발걷기는 시작부터 난관의 연속이다. 낮은 기온 탓에 시려오는 발과 따끔거리는 발바닥으로 시작 10분 만에 포기할까를 고민했지만 신기하게도 20분이 지나면서 서서히 신체와 정신이 회복되며 기분도 좋아져 결국 1시간 이상 걷게 되었다. 이게 맨발걷기의 마력인가 보다. 맨발을 걷고 난 후 제대로 돌봐주지 않고 방치한 결과 발이 화가 난 것 같다. 식물이든, 동물이든 모든 생명체는 사랑과 정성으로 보살피는 만큼 건강하게 잘 사는 것 같다. 오늘부터 다시 발바닥에 관심을 가지고 제대로 보듬어줘야겠다. 내일 아침이면 발이 씽긋 웃어주지 않을까? 고마운 발. 오늘도 고생했어. 발과 대화하며 오늘 마무리 잘하세요(맨발걷기 119일차 소감록).

맨발걷기를 하면서 늘 휴대전화로 글쓰기를 했다. 맨발걷기 하는 동안 떠오르는 여러 가지 생각을 잠시도 놓치지 않기 위해서다. 맨발걷기 동안 어떤 날은 글이 써지지 않을 때도 있고 잘 될 때도 있다. 글쓰기를 하다 보니 처음에 가졌던 땅바닥에 대한 집중, 사색 등을 체계적으로 하지 않고 오로지 글 쓰는 데만 집중하게 되었다. 발을 통해 들어오는 감각을 느끼고 그것을 체계화하여 일상생활에 적용하는 사고과정이 제대로 이뤄지지 못했다.

최근에는 패턴을 바꾸었다. 걸을 때에는 오로지 발바닥에 집중하기, 그 후 활성화된 뇌로 생각 정리하기, 체계화하기 이 모든 작업 후 글쓰기로 말이다. 그랬더니 글쓰기가 훨씬 잘 되고 생각도 체계적으로 정리되는 장점이 있다. 물론 시간이 없거나 급할 경우에는 처음 방법을 쓰기도 한다. 결과적으로 평일에는 걸으면서 글쓰기, 주말 등 시간이 많을 때는 걷고 난 후 글쓰기를 한다.

요즘은 맨발에 슬리퍼를 신고 운전을 하려고 한다. 예전에는 상상도 할 수 없는 일이다. 그만큼 발이 민감해지고 예민해졌다는 증거다. 집에서 양말 착용은 절대 하지 않고, 근무시간에도 혼자 있을 때에는 맨발로 있다가 중요한 자리에만 양말을 신는다.

어렸을 때는 예의범절에 어긋난다고 해서 집에서도 양말을 신었던 기억이 난다. 지금 생각해보면 발에게 잘못을 저질렀다. 발이 얼마나 갑갑하고 답답했을까? 마치 사람에게 가마니나 자루 속에 들어가서 생활하게 하는 것과 다를 바 없지 않은가?

발이 얼마나 소중한 존재인 줄 알았으니 발에게 자유를 허락하고 잘 쓰다듬어 주며 늘 고마움을 전해야겠다. 발이 편안해야 신체와 정신이 편안해진다는 사실을 늘 들어왔으나 실제로 체험해보니 누가 강요하지 않아도 저절로 실천하게 된다.

결국 체험이 정답이다. 예전에도 유치하거나 창피해서 실행을 못하지 않았던가? 중요한 것은 맨발걷기가 좋다고 강조할 것이 아니라 한 번이라도 체험, 경험할 수 있는 장을 만들어야겠다. 그것을 통해 발이 얼마나 소중한 존재인지를 깨우치도록. 발에게 너무나도 감사하고 고맙다. 발! 고마워.

5

글을 쓴다

맨발걷기 8일차에 처음으로 글을 썼다. 맨발걷기를 꾸준히 하면서 다양한 체험을 하다 보니 맨발걷기는 공부, 수행이었다. 사람마다 맨발의 의미는 다르겠지만 나에게 맨발걷기는 생각하고 사색한 결과를 글로 나타내는 과정이다.

맨발걷기는 단순한 운동이 아니라 공부다. 맨발걷기는 운동화와 양말을 벗고 땅과 살이 닿는 맨발로 걷는 행위를 말한다. 맨발로 걷는다는 것이 간단하게 보일지 모르지만 좀 더 깊게 생각해보면 맨발걷기 과정에서 여러 가지 생각을 하게 되고, 그 생각을 가감 없이 적는 글쓰기 과정도 중요하다.

맨발걷기 시작부터 1주일간은 발바닥이 너무 시리고 아려 힘들었지만 그 후 8일차부터 글쓰기가 가능해졌다. 글쓰기를 시작한 이유는 맨발로 걸으면 생각이 많아지고 머릿속이 정리되는데 그것을 그냥 놔두면 금방 사라질 것 같았기 때문이다.

걸으면서 글을 쓴다는 것은 생각보다 쉬운 일이 아니다. 특히 추운 날씨와 비오는 날엔 그 어려움이 훨씬 더 강했다. 놓아두면 달아날 것 같은 절박함이 글쓰기를 가능하게 만들었다.

처음 글을 썼을 때는 간단한 소감 한두 줄 적는 것으로 끝냈지만 시간이 흐를수록 점점 많이 쓰게 되었다. 아래 글은 그렇게 시작된 나의 일상이다.

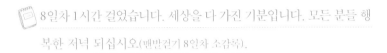
8일차 1시간 걸었습니다. 세상을 다 가진 기분입니다. 모든 분들 행복한 저녁 되십시오(맨발걷기 8일차 소감록).

"구슬이 서 말이라도 꿰어야 보배!"라는 말이 있다. 제 아무리 많은 아이디어를 가지고 있더라도 실용화하거나 구체화시키지 못하면 무용지물이고, 많은 생각이 있어도 그것을 말이나 글로 나타내지 못한다면 쓸모없다.

그런 측면에서 글쓰기는 맨발걷기와 밀접한 관련이 있다.

맨발걷기 중 활성화 된 두뇌 속의 많은 이야기들을 글로 쓰는 맨글(맨발걷기, 글쓰기-이하 맨글로 표기한다) 과정을 통하여 다양한 스토리를 만들어 낼 수 있기 때문이다. 즉, 맨발걷기가 인풋이면 글쓰기는 아웃풋이다. 맨발걷기와 글쓰기가 자연스럽게 되는 이유다. 간혹 글쓰기 한 내용을 읽어보면 내가 쓴 것이 맞는가? 하는 의심이 들 정도다. 또한 꾸준함에서도 비슷하다. 맨발걷기는 말할 것도 없거니와 글쓰기도 꾸준히 하다 보면 실력이 일취월장이다.

맨발걷기를 꾸준히 하다 보면 발끝으로 전해지는 미세함이 돌멩이 하나하나, 심지어는 먼지까지도 느껴지게 만든다. 글쓰기 또한 평소 보지 못했던 미물 하나하나까지 눈에 들어와 그것의 숨소리조차 쓸 수 있게 만든다.

맨발걷기를 전파하다 보면 신체의 소중함은 물론 타인에 대한 관심, 배려, 존중 등의 감정이 물밀듯 샘솟는다. 마찬가지로 글쓰기도 그 글을 통해 누군가에게 위로를 줄 수 있다면 그것으로 족하다. 의형제 같은 맨발걷기와 글쓰기를 꾸준히 하여 자아실현의 꿈을 이룰 수 있다면 더할 나위 없이 좋을 것이다. 지속적인 실천이 답이다. 그래서 오늘도 맨글한다. 비와 함께 차분한 금요일 되세요(맨발걷기 191일차 소감록).

평소 걷기를 좋아하기 때문에 맨발걷기 전부터 걷기는 일상이었다. 시골에서 자란 탓에 산과 들은 놀이터요, 학교 운동장은 월드컵 경기장이다. 특히 고등학교 때는 통학을 했기 때문에 대중교통 이용을 위해 걷기는 필수였다. 대학 시절에도 걷기는 늘 친구였다. 결혼하고 난 후 한참 동안 차가 없었으니 걷기를 얼마나 좋아했는지 짐작이 갈 것이다.

걷기를 정말 좋아했지만 맨발걷기를 만나고 난 후 걷기 방식의 변화가 일상이 되었다. 바로 맨발걷기가 주가 되었다. 운동의 신체적 효과는 물론이요, 맨발걷기 순간 떠오르는 다양한 생각, 활발한 두뇌활동은 맨발걷기 열성팬이 되도록 해 주었다. 신체적 운동효과는 적어도 3배 이상이었고, 정신적 사고력에서는 복잡한 생각이 체계적으로 정리되고 다양한 아이디어, 새로운 사고가 샘솟았다.

머릿속에 떠오르는 끝없는 생각들을 그냥 놓아두기 아쉬운 마음에 휴대전화 메모장에 하나 둘 긁적이기 시작했다. 그렇게 글쓰기는 시작되었다.

처음에는 취미로 시작한 글쓰기가 이제는 습관이 되다 보니 하루라도 적지 않으면 안 되었다. 참 신기하게도 글을 쓴다는 것이 힘들다거나 어렵지 않고 오히려 편안함과 행복감을 주었다. 마음 깊은 곳에 글쓰기에 대한 본능이 숨어 있었나 보다. 특별히 주제를 정하거나 목적을 가지고 쓴다기 보다는 맨발걷기를 하면서 자연스럽게 떠오르는 여러 가지 이야기들을 가감 없이 손 가는대로 적었다.

새벽 맨발걷기를 하면서 떠오르는 생각, 지저귀는 새소리, 산길 걸을 때의 물소리, 바람소리, 차가운 공기, 풀내음, 차가운 대지, 찬란한 태양, 검은 먹구름 어느 것 하나 주제가 되지 않는 것은 없었다. 그야말로 모든 대상이 이야깃거리였고 그에 따라 글이 자연스럽게 써 내려져 갔다.

글을 읽은 사람들의 반응은 여러 가지였다. 눈으로만 글을 읽는 사람, 단체 SNS에 직접 소감을 적는 사람, 개별로 메시지를 보내는 사람 등 다양한 부류를 이뤘다. 글에 대한 고마움, 글에 대한 평가, 맨발 명성지 소개 글에 대한 긍정적인 마음을 전하는 내용이었다. 아래 글은 그에 대한 구체적 내용이다.

임문택님. 감사드립니다. 매일 올리시는 글 한자도 안 빠뜨리고 읽고 또 읽고 한답니다.

정말 감사합니다. 아침마다 좋은 글, 주말마다 맨발 명성지 자세하게 소개해주심에 존경합니다. 어쩜 글재주가 이렇게 멋지십니까? 매일매일 주옥같은 글이 줄줄 흘러나오십니까? 부럽고 감사합니다(박ㅇㅇ 개별 메시지).

임문택님. 200일 맨발걷기 달성을 축하드립니다. 아침마다 맨발 에찬가를 통해 늘 희망을 심어 주고 주말에는 원정 맨발로 맨발걷기장소 안내 역할을 하는 등 늘 봉사하는 자세가 참 아름답게 보입니다. 항상 일신우일신하는 삶이 연속되길 응원합니다(장ㅇㅇ 개별 메시지).

이미 '맨발걷기'라는 특별한 길을 통해 누구보다도 더 깊은 마음에서 우러나오는 글을 쓰고 계신 것 같습니다. 맨발걷기를 하며 순수한 영혼의 목소리를 그대로 받아쓴 듯한 느낌이랄까요? 다른 날도 좋은 글이 많았지만 오늘 글이 더욱 좋았어요. 맨발걷기 후기를 읽으면서 느낀 점입니다. 글이 스스로 글을 밀고 나가는 자연스러움, 편안함과 긍정의 마음, 꾸밈없는 진솔함, 간결한 문체와 적절한 비유가 있습니다(김ㅇㅇ 개별메시지)

처음엔 자연스러운 머리와 마음의 이야기를 써 본다는 생각에 시작되었던 맨발걷기 글쓰기가 이제는 쓰지 않으면 안 될 하나의 습관이 되었다. 글을 읽고 누군가가 위로와 감화를 받는다는 메시지에 감동받아 더욱 열심히 쓰게 되었다. 그렇다고 글을 보는 사람에게 잘 보이기 위해 의도적으로 쓰지는 않았다. 지금까지의 글이 진솔하고 간결하게 써졌기에 많은 이들로 하여금 공감하게 된 것처럼 있는 그대로의 글을 쓰게 되었다.

결국, 글쓰기에서 강조하는 간결하게, 쉽게, 솔직하게, 명확하게라는 내용을 따로 배우지는 않았지만 자연스럽게 그렇게 되어 갔다. 맨발걷기와 글쓰기의 만남. 왠지 어울리지 않는 문무의 조우라고 할 수도 있겠지만 맨발걷기는 글쓰기와 매우 잘 맞는다. 지금 이 순간에도 발바닥의 살아있는 오감을 통해 끊임없이 일어나는 두뇌 활동이 활발한 글을 만들도록 돕고 있다.

"맨발걷기+글쓰기=삶"

순간적으로 만들어 본 하나의 공식이다. 제법 그럴 듯하다. 맨발걷기를 하면서 글을 쓰는 삶. 참 재미있고 행복한 작업이다.

꾸준하고 남들을 위한 삶을 실천하는 맨발걷기와 끈기 있게 쓴 글이 남의 아픔을 어루만져 줄 수 있는 글쓰기. 참 잘 어울리는 한 쌍이다.

언제까지 이어질지는 모르겠지만 맨발걷기가 있는 한 글쓰기는 필연적으로 이뤄질 것이다. 바늘과 실처럼 한 쌍의 나비처럼 잘 지내면 좋겠다.

6

몸과 마음이 변한다

몸은 어머니 뱃속에서 자라다가 더 많은 성장을 위해 몸 밖으로 태어난다. 출산과 더불어 이 세상을 보게 된 후 성장이라는 과정을 따라 키, 몸무게가 늘어나며 생각도 그만큼 자라게 된다. 그렇다면 맨발걷기를 하고 난 후 몸은 어떻게 변할까?

몸의 변화라고 해서 거창한 것이 아니라 시간이 지날수록 이전과는 다양한 변화의 과정을 거친다. 구체적인 변화는 신체적 · 정신적인 형태로 나타난다.

먼저 신체적인 것은 다음과 같다. 사람에 따라 거치는 변화는 매우 다양하게 나타난다. 사람의 체질, 건강상태, 맨발걷기를 수행한 시간, 스트레스 정도 등 개인이 가진 여러 가지 특성에 따라 변화의 정도가 다르다. 그동안 맨발걷기를 연속 200일 정도 수행한 과정에서 가진 변화는 다음과 같다.

첫째, 체력이 매우 좋아진다. 일반적으로 맨발걷기를 처음 하는 초보에겐 발바닥이 아프다거나 아려서 하기가 어렵다는 경험담이 많다. 평소 걷기를 많이 해서 그런지 그런 증상은 나타나지 않았다. 또한 체력도 남부럽지 않을 정도로 좋다는 소리를 들어왔던 터라 몸의 큰 변화가 없다고 생각했다

그러나 수면 시간이 줄어든다든지, 음주 후 다음날 체력의 회복 속도가 필요한 특별한 날에는 변화를 확연히 느낄 수 있었다. 평소 12시가 넘어 수면에 들면 다음날 맥을 추지 못하고, 음주 후 회복속도도 나이가 들어감에 따라 매우 더뎠지만 맨발걷기 이후로는 그 증상이 훨씬 줄어들었다. 평소보다 특별히 다른 운동을 추가로 더 하지 않았기 때문에 꾸준한 맨발걷기의 영향 덕분이다.

둘째, 몸의 순환이 잘 된다. 신체의 순환에는 혈액순환과 배설이 대표적이다. 혈액순환이 잘 안 될 경우 몸이 저린다든지, 손발이 시린 수족냉증을 동반한 질병이 흔히 나타난다. 수족냉증은 없었지만 가끔 손발이 저린 증상이 있었다. 특히 과음한 다음날은 이런 현상이 더욱 또렷이 나타났다. 또한 배변도 잘 되었으나 음주 후에는 가스가 찬다든지, 속이 더부룩한 증상이 나타나 불편했다. 이 두 가지 증상이 맨발걷기 이후로 사라진 건 신기한 체험이다. 한 마디로 숙변제거에 탁월한 효과를 발휘했다. 일반적으로 맨발걷기 중에 허기가 느껴지는 날이 많다. 그만큼 소화나 배변이 잘 된다고 생각한다. 요즈음은 얼굴 혈색이 좋아졌다는 얘기를 자주 듣는다.

셋째로 무좀이 없어진다. 다른 사람과 달리 발가락 사이가 딱 붙어있는 발의 구조상 평소 무좀을 달고 살았다. 발가락 사이는 물론이고, 발바닥 전체가 무좀 증상이 있어서 발가락 사이가 갈라지거나 발바닥에 물집 같은 피부 껍질이 벗겨지는 것은 다반사였고 오른쪽 엄지발가락의 발톱이 하얗게 변하는 현상이 나타났다. 특히 겨울철이면 발뒤꿈치 갈라짐 현상의 달인처럼 언제나 증상이 나타났다. 맨발걷기를 하면서 완전히 퇴치되지는 않았지만 이전보다 훨씬 증상이 약화되었고 꾸준히 한다면 완치될 것으로 생각한다. 하루 이틀의 증상이 아니라 몇십 년 진행되어 왔기 때문에 완치에도 그 만큼의 시간이 필요하리라 생각된다.

넷째로 무릎 통증이 없어진다. 2017년 8월 경 등산, 마라톤 등 무리한 신체활동으로 무릎 연골 파열이라는 진단을 받아 수술까지 권유를 받았다. 통증으로 계단을 오르내리지 못한 것은 물론이고 어떤 운동도 자유롭게 하지 못했다. 한 마디로 신체적 불편함으로 인한 공허한 나날을 보냈다. 각종 책이나 미디어에 의한 정보로 알게 된 것이지만 맨발걷기를 열심히 하면 각종 관절염, 디스크, 통증이 완화될 수 있다고 했다. 그 얘기를 일단 믿어보기로 하고 꾸준히 맨발걷기를 수행한 결과 무릎 통증이 거의 나았고, 2018년 대구국제마라톤 5km 완주에 성공할 만큼 좋아졌다. 물론, 다시 아플 것을 대비해 그보다 더 먼 거리는 자제하며 오직 맨발걷기에 심혈을 기울이고 있다.

다섯째로 자세가 좋아진다. 고등학교 때 무거운 책가방을 계속해서 한 쪽으로 맨 결과는 오른쪽 어깨 처짐의 결과로 나타났고 빈번한 컴퓨터 작업으로 한쪽 어깨가 늘 묵직하게 느껴졌다. 어깨에 가끔 침을 맞기도 하고 사우나 같은 곳에 가서 바데풀에서 어깨 통증을 달래는 게 다반사였다. 맨발걷기 후에는 어깨처짐 현상이 훨씬 완화되었고, 어깨 통증은 거의 느끼지 못하고 있다. 자세가 그만큼 좋아지고 균형 있게 맞춰져 간다는 생각이다.

위에 제시한 내용은 일반적인 현상이고 발바닥의 민감성이 최고조에 달하게 된 결과 발에 양말이나 운동화를 착용하면 매우 불편함을 느낀다.

앞에서도 제시했듯이 발바닥은 무감각 기관이고 우리 몸에 있으나 마나한 존재였으나 맨발걷기를 통해서 거듭나게 되었다. 마치 발바닥이 연체동물의 촉수처럼 예민한 감각체로 변했고 대지의 좋은 에너지만을 가려서 빨아들이는 훌륭한 판별도구가 되었다. 그래서 시멘트나 아스팔트 바닥보다는 마룻바닥을, 마룻바닥보다는 운동장 흙을, 운동장 흙보다는 산의 흙에 더 민감하게 반응하며 그곳을 더 선호하게 되었다. 아래 글은 이러한 움직임을 잘 나타내준다.

 봄비치고는 제법 많은 비가 보슬보슬이 아닌 주룩주룩 내리고 있다. 덕분에 낮아진 온도가 어제 날씨에 어색했던 겨울파카의 고마움을 일깨위주고 있다. 이틀 동안의 강행군으로 모공 열리듯 활짝 만개한 발바닥이 초감각기관으로 변신해 대지의 기운과 습기를 그

대로 빨아들이고 있다. 날씨 탓에 뻐근했던 신체가 서서히 기지개
를 펴고 지친 뇌도 다시 활발히 움직이기 시작한다(맨발걷기 166일차
소감록).

신체적인 것뿐만 아니라 정신적으로는 이러한 변화과정을 거쳤다.

우선, 나 자신이 자랑스러워 보였다. 오십 평생을 살아오면서 이
렇게까지 한 가지 일에 집중할 때가 있을까 하는 의문이 들만큼 맨
발걷기에 집중했다. 초 · 중 · 고 · 대학 · 대학원을 통틀어 7개월 이
상 어떤 일을 하루도 빠짐없이 했던 적은 내 기억을 통틀어 한 번도
없다. 그만큼 난 맨발걷기에 빠졌고 그것을 실행하기 위한 일상에 집
중했다. 누가 시켜도 할 수도 없을 뿐더러 하고 싶어도 하기 싫을 때
가 있었겠지만 맨발걷기를 하는 동안은 이러한 일은 발생하지 않았
다. 그만큼 이 활동이 좋았고 꾸준히 할 수 있었다. 나를 위한 박수
를 보낸다.

둘째 머리가 맑아진다. 우리는 어릴 때나 성인이 되어서나 늘 스
트레스에 노출된 삶을 살고 있다. 약한 강도의 스트레스는 건강에 좋
을 수도 있지만 직업으로서의 삶을 살고 있는 성인기의 스트레스는
말을 하지 않아도 엄청난 강도의 것이 될 수 있다. 높은 자리든지, 낮
은 자리든지 직업의 귀천과는 상관없이 직장에서나, 가정에서나 항
상 강한 스트레스를 받고 있다. 이러한 스트레스를 한 방에 날려 버

릴 수 있는 방법이 바로 맨발걷기 수행이다. 아무리 많은 스트레스를 받더라도 맨발걷기를 하고 나면 언제 그랬냐는 듯이 스트레스가 해소되며 머리가 맑아진다.

셋째 긍정적으로 변한다. 내 삶은 늘 부정적인 편견에 사로잡혀 불평불만에, 늘 만족감을 느끼지 못하며 지내왔다. 잘하면 잘하는 대로 더 높은 곳을 오르지 못하는 불만, 못하면 못해서 불만, 입에서 부정적 불만이 떠나지를 않았다. 이러한 것은 나 자신뿐만 아니라 타인에 대한 것도 심각한 수준이었다. 자연스럽게 매사에 부정적으로 변해 있는 모습을 발견할 수 있었다. 맨발걷기 후에는 이러한 모습이 긍정적인 그것으로 변모했다. 결과가 나쁘면 나쁜 대로, 좋으면 좋은 대로 그 순간에 만족하고 특별한 불만을 가지지 않게 되었다. 어차피 현재 존재하고 있는 내 모습이 감사하기 때문이다.

어제 만났던 멀쩡한 사람이 하루아침에 볼 수 없는 존재가 되기도 하고, 하늘만큼 뻗을 줄 알았던 권력이 하루아침에 몰락의 나락으로 떨어지는 현실을 언제든지 마주할 수 있다는 사실에도 예전에는 늘 높은 곳만 추구했다. 맨발걷기 후에는 이러한 모습보다는 현실에 만족하고 감사하며 늘 열심히 사는데 초점을 맞추고 살아가는 모습에서 긍정적인 면모를 엿볼 수 있다.

웃고 있는 내 모습을 발견할 수 있다. 몸과 마음이 피곤하면 늘 나타나는 증상은 짜증과 화냄이다. 숙면을 통한 하루의 모습은 활짝 웃고 행복해하며 자연스럽지만, 그렇지 않은 경우는 얼굴 표정부터 달라진다. 맨발걷기를 한 후에는 조금 더 웃게 되고 행복한 마음을 가질 수 있다.

 우수가 지나고 경칩이 다가오면서 봄이 서서히 꽃을 피우는가 싶더니 아직 발의 시려움이 채 가시지 않은 것을 느낄 수 있어 겨울의 흔적이 존재함을 알 수 있다. 어쩌면 봄, 여름, 가을, 겨울의 사계절은 애시 당초 존재하지 않았는지도 모른다. 모든 것은 내가 느끼고 생각한 그대로 이루어지고 있으니 여름에도 겨울을, 가을에도 봄을 느낄 수 있는 건 아닐까? 그래서 신체적인 것보다 정신적인 것을 조금 더 가치롭게 여기는가 보다. 그렇다고 신체를 더 하찮게 여기자는 것은 아니다. 신체가 건강하지 못하면 걸을 수 없으니 신체와 정신 간의 오묘한 조화가 늘 전제되어야 함을 느낀다. 그런 의미에서 맨발걷기는 신체와 정신 간의 조화와 균형을 늘 찾게 해주니 이보다 더 좋은 게 무엇일까? 우리의 몸과 마음이 아무리 힘들어도 맨발걷기를 통해서 치유되는 선물을 늘 받고 있으니 참으로 고마울 따름이다. 그래서 나는 오늘도 맨발걷기한다(맨발걷기 105일차 소감록).

몸과 마음은 긍정적이든, 부정적이든 시시때때로 변한다. 이왕이면 긍정적으로 변화하길 바라는 마음은 인지상정이다. 그러나 어찌 인간의 마음이 뜻대로 되랴?

그럼에도 불구하고 적어도 맨발걷기를 한다면 몸과 마음이 긍정적으로 변할 수 있음을 예시를 통해 보아왔다. 책의 이론을 제시한 것도 아니고 남의 체험담을 적은 것도 아니다. 그저 내 스스로의 경험을 가감 없이 펼쳐보였을 뿐이다. 누군가가 이러한 경험 속에서 부정적 경험을 가질 수도 있다. 그렇지만 적어도 내 경험 혹은 다른 사람의 경험을 공유한 결과를 토대로 말한다면 꾸준한 맨발걷기는 신체적, 정신적으로 많은 긍정적 변화를 이끌어 왔다는 것이다.

아무리 말한다고 해도 직접 체험해보지 않으면 해답이 없다. "실행이 답이다"는 것처럼 직접 체험을 통한 결과 도출이 필요한 시점이다.

자! 오늘부터 맨발걷기 해보자.

7

삶의 의미를 찾는다

삶을 살아가면서 어떻게 살아야 하는지에 대한 고민은 많이 해 봤지만 왜? 살아야 하는지에 대한 것은 제대로 해 본 적이 없다. 언뜻 철학적 질문이 될 수도 있겠지만 이 질문에 대해 근본적으로 해답을 찾아가는 과정이 인생일 것이다.

그렇다면 왜 사는 것일까? 그에 대한 답이 궁금하다.

태어날 때는 본인의 의지와는 상관없이 이 세상에 태어나게 된다. 일단 출생을 하면 자의든, 타의든 살아가야 한다. 아니, 살게 된다. 그러한 순간 왜 사는지에 대한 해답을 분명히 도출한다면 삶은 더욱 값진 것이 될 것이다. 사람에 따라 생각이 다르겠지만 죽지 못해, 행복을 위해, 다양한 경험을 위해, 목표를 이루기 위해, 자식을 위해 등 다양한 답이 나올 것이다.

개인적으로는 '다양한 경험을 위해'라는 것에 주목하고 싶다. 인간이 흙에서 태어나 흙으로 다시 돌아가듯 이 세상에 출생한 본질적 이유가 새로운 세계에 대한 경험이라는 것이다. 여러 가지 경험을 통해 우리는 살아가는 의미를 찾을 수 있을 것이다.

특히 맨발걷기는 경험적 측면에서 더욱 분명한 삶의 의미를 제시해 준다. 아래 맨발걷기에 대한 소감록은 그것을 잘 나타내어 준다.

일반적으로 맨발걷기는 학교 운동장이나 산 같은 흙이 있는 곳이면 모두 할 수 있는 단순한 신체활동이다. 같은 장소도 계속해서 반복하면 지겹고 질릴 수 있으므로 새로운 땅, 자연, 흙을 찾아가는 과정을 통하여 자연에 대한 경외심을 가지게 되고 인간이 체험할 수 있는 다양한 삶의 경험을 맛볼 수 있다.

이러한 과정 속에서 삶이란 같은 모습으로 존재하는 것이 아니라 여러 가지 형태의 산물임을 알 수 있다. 또한 그러한 자연 환경을 어떻게 받아들이냐는 개개인에 따라 천차만별이다. 가치관, 철학, 살아온 환경 등에 따라 다양한 해석이 나올 수 있다.

그렇다면 맨발걷기를 통해서 얻을 수 있는 삶의 의미는 어떤 것일까?

우선, 자기 자신을 위한 삶을 사는 것이다. 어릴 때부터 남 혹은 타인을 배려하는 삶을 살도록 배웠기에 자신의 의미를 찾기에는 다소 무리가 따랐다. 이러한 남 중심의 삶의 방식은 이목, 남의 생각에 따라 눈치를 봐야 하는 수동적 삶의 결과를 가져왔고 적어도 맨발걷기를 시작하기 전까지는 지속적으로 이어져 왔다.

그렇게 한 결과 누군가에게 충성을 다한다는 사명의식이 늘 자리 잡았다. 중심을 가지고 산다고 생각해 왔지만 남의 생각, 관점에 비위를 맞추며 자신의 삶을 송두리째 누군가를 위해 바친다는 다소 위험한 생각을 가지고 생활해왔다. 그러다 보니 늘 수동적인 태도로 살았고, 겉으로 들어나지 않지만 불평불만이 가득한 '투덜이 스머프' 같은 생활의 연속이었다. 자연스럽게 내 생활이 없었다. 그렇다고 가정에 충실한 것도 아니어서 늘 바쁘기는 한데 가슴 한 구석이 휑해져 오고 외로움과의 싸움을 벌어야 했다. 남들이 보기에는 성공가도를 달리고 탄탄대로를 달리는 경주용 차처럼 부러울 것이 없을 것 같았으나 스스로는 한 번도 그러한 감정을 가진 적이 없었다.

그러던 차에 맨발걷기를 만나게 되면서 삶은 새로운 국면을 맞이하게 되었다. 차분히 맨발을 걸으면서 나 자신과 주고받는 끊임없는 대화 속에서 서서히 '자아'를 찾아가게 되었다. '나'는 누구이고, 왜 살아야 하고, 어떻게 사는 것이 제대로 된 삶을 사는 것인지에 대해 자신과의 대화법으로 해답을 찾는 과정을 거쳤다.

나라는 존재는 맨발걷기를 하루도 빠지지 않고 꾸준히 해 왔고, 지금도 하고 있으며, 앞으로도 계속하게 될 목표를 가진 대단한 존재였다. 평생을 살면서 어떤 것에 이렇게 집중하고 끝없이 반복할 수 있는지 참 대단하고도 신기함을 느꼈다. 그게 바로 '나'라는 자아인 것이다. 평소에 싫증을 잘 내는 탓에 이렇게 꾸준히 한다는 것은 맨발걷기가 아니면 불가능했을 것이다. 스스로가 자랑스러운 이유다.

왜 살아야 하는지에 대한 생각도 꾸준한 대화를 통해 답을 끌어낼 수 있었다. 존재의 이유는 다른 사람의 이로움을 위해 애쓰는 삶인 것이다. 맨발걷기의 장점을 홍보하며 참여를 이끌어 내고, 전체 단체 카톡방 일명 단톡방에 매일 소감을 적어서 다른 사람에게 참여의 의지와 공명을 불러일으키며, 전국 맨발걷기 명소를 주말마다 찾아다니며 소개하는 것은 내가 살아야 하는 이유다.

어떻게 살아야 하는 것이 제대로 된 삶인지는 지금처럼 쉬지 않고 꾸준하게 뭔가에 집중해서 노력하는 삶인 것이다. 매일 맨발걷기와 글쓰기를 통해서 스스로의 삶을 되돌아보고 잘한 것은 지속적으로 이어가고 잘못되었다고 생각되는 것은 과감히 좋은 쪽으로 방향을 바꾸려는 노력이 있는 삶이 필요한 것이다. 그렇게 반성하며 사는 것이 제대로 된 삶이라는 결론에 도달한다.

맨발걷기는 꾸준히 하다 보면 세상의 중심이 스스로에게로 바뀌게 된다. 어릴 때부터 유독 자존감이 낮았던 나에게는 많은 성취와 성공을 이뤘다고 생각할 때마다 스스로에게는 냉혹하리만큼 불평불만이 많았다. 참으로 어리석은 삶을 살아왔다.

왜 그랬는지 이유는 정확히 모른다. 아무튼 더 많은 성취, 더 많은 발전, 최고가 되어야 한다는 강박관념 같은 것들이 하나의 올가미로 다가와 나를 옭아매고 있었다. 이러한 고난의 세계에서 탈출하게 된 계기는 맨발걷기를 하고 난 이후부터 지금까지 쭉 이어져오고 있다.

맨발걷기 이전에는 모든 중심이 타인에게 있었고, 항상 위만 바라보고 살았다. 남의 생각, 이목에 민감하게 반응했고, 나보다 나은 삶만을 동경해 왔기에 늘 발전, 다른 사람과의 비교, 상대적 박탈감이 몸에 배이게 되었다. 그러한 삶이 만족스러울 리 없다. 불평불만이 있는 게 당연했다.

물론 세상의 중심이 나 자신이라는 생각의 바탕 위에 이타심이 입

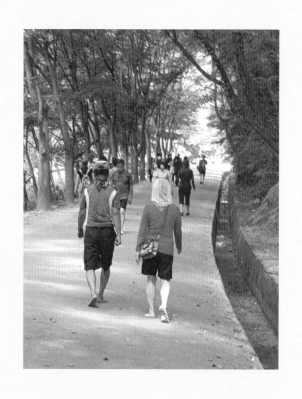

차분히 맨발을 걸으면서 나 자신과 주고받는
끊임없는 대화 속에서 서서히 '자아'를 찾아가게 되었다.
'나'는 누구이고, 왜 살아야 하고, 어떻게 사는 것이
제대로 된 삶을 사는 것인지에 대해
자신과의 대화법으로 해답을 찾는 과정을 거쳤다.

혀진다면 문제가 없겠지만 반대의 경우에는 제법 심각한 문제가 야기될 수 있다. 모든 문제는 바로 자신의 이기심에서 비롯되는 경우가 많기 때문이다. 맨발걷기는 신발을 벗고 대지를 밟아서 그런지 늘 낮아짐과 감사함이 저절로 우러나오는 경험을 하게 된다. 매사에 감사하고 또 감사하다.

맨발걷기를 통해 나 자신을 위하고 세상의 가장 가운데 부분에 나를 두는 삶을 통하여 새로운 자아를 찾게 된다. 이렇게 함으로써 잊고 지냈던 스스로를 찾고 그 속에서 다른 사람을 위하는 삶을 살 수 있다. 한 마디로 널리 인간을 이롭게 하는 홍익인간 삶의 실천이다.

오늘도 맨발걷기를 통해 삶의 의미를 찾는 하루가 되기 위해 시작한다. 맨발걷기를!

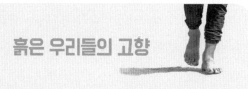

흙은 우리들의 고향

학교 운동장이 흙으로 바뀌었다. 인조잔디가 대세였던 지난날을 생각하면 신선한 바람이다. 그 덕분에 많은 분들이 맨발걷기에 동참한다.

"그 당시 인조잔디는 왜 유행했을까? 인조잔디와 우레탄을 깔면 좋은 점이 있기 때문이다. 일 년 내내 녹색으로 보이기에 눈이 호강한다. 당연히 시력에도 좋다. 비가 오나 눈이 내려도 바닥이 질퍽거리지 않는다. 일정 시간 후 바로 운동할 수 있다."

바닥에 흰 트랙이 그어져 있어 언제든지 그 코스로 달릴 수 있다. 친구들과 달리기 시합할 때도 자신의 코스로 달리면 부딪힐 염려가 없다. 눈으로 보기에 깔끔하고 깨끗하다. 항상 같은 형태와 색깔, 모양을 갖추고 있어 내려다보면 잘 정돈된 느낌이 들어 좋다.

장점이 있으면 단점이 있는 게 세상의 이치다. 다음과 같은 좋지 않은 점이 있다. 여름철 기온이 올라가면 인공물로 인한 냄새가 심하다. 머리가 지끈거릴 정도다. 아무리 좋은 것일지라도 가공한 물질은 좋지 않은 결과를 나타낸다. 바닥에 넘어지기라도 하면 화상을 입기 쉽다. 같은 넘어짐이라도 이곳에서는 상처가 심할 수 있다. 인공물의 함정이다.

아이들이 흙을 가지고 장난을 할 수 없다. 땅따먹기, 두꺼비집 짓기 같은 전통 놀이할 수 있는 공간이 사라진다.

어려서부터 시골에서 자란 내게 흙은 고향이다. 산과 들, 숲에서 뛰고 달리고 던지고 놀았던 그 당시 기억은 내 인생에서 중요한 부분을 차지했다. 내가 예전에 근무했던 학교에서는 많은 사람의 기대에도 불구하고, 인조잔디와 우레탄 조성이 이루어지지 않았다. 흙을 소중히 했던 나의 강력한 반대 때문이다.

얼마 후 다시 찾은 그 학교 운동장은 인조잔디의 푸른 물결이 넘실거리고 있었다. 내겐 상당한 충격이었다. 한편, 운동장에 유해물질이 얼마나 포함되어 있는지에 대한 대대적 조사가 이루어졌다. 많은 학교에서 허용치 기준 이상의 불합격 판정을 받았다. 지금 여러 학교에서 흙을 간직하게 된 이유다. 맨발걷기 마니아를 위해서는 행운이다.

흙은 '토양, 땅, 대지, 토지'처럼 다양한 말로 부른다. '흙에서 태어나 흙으로 돌아간다.'라는 말처럼 흙은 우리에게 없어서는 안 될 존재다. 무분별한 개발과 발전이라는 명목 아래 흙이 사라지고 있다. 갯벌 또한 콘크리트 구조물의 등장으로 서서히 줄고 있는 중이다. 농경사회로 출발했던 민족에게 흙은 고향이요, 터전이며, 안식처였다. 흙으로 농사짓고, 집을 지었으며, 맨발로 밟고 뛰었다. 흙 묻히고 다니는 모습을 당연한 것으로 여겼다.

언제부터인가 흙은 '더러운 것, 지저분한 것'으로 인식되고 있다. 손이나 옷에 적은 티끌이라도 묻으면 난리가 난다. 각종 전염병 등장으로 이런 분위기는 더 강화되는 모습이다. 건강이 제일이기에 청결도, 위생도 중요한 부분이다. 깨끗하게 살자는 데 이의를 달 생각은 없다. 문제는 흙을 멀리하면서 여러 가지 문제가 생기고 있다는 사실이다. 흙에서 마음껏 걷고 달렸던 그 시절엔 없던 정신적, 심리적 문제가 다양하게 나타나고 있는 게 현실이다.

왜 우리는 흙을 홀대할까? 그건 아마도 흙에 가했던 여러 가지 위험한 행동 때문으로 생각한다. 우리는 농사지을 때 농약, 비료를 많이 사용한다. 그로 인해 흙은 예전의 청정함과 신선함을 잃어버리는 중이다. 중금속 오염 또한 예외는 아니다.

'역사를 잊은 민족에게 미래는 없다.'라는 말처럼 '자연을 버린 민족 또한 미래는 암울하다.'는 생각이다. 흙은 인간에게 없어서는 안될 소중한 존재다. 마음껏 디뎠던 그 시절을 생각하며 흙과의 이별을 뒤로하고 다시 만날 수 있는 세상을 기대한다.

오감 맨발걷기법

우리 몸은 정직하다. 아프면 아프다는 신호를 보내고 힘들면 힘들다고 한다. 그걸 알아차리느냐 그렇지 못하냐의 차이다. 어느 날 갑자기 심하게 아파 병원을 찾았더니 심각한 병이라는 경우도 있다. 모든 일은 시간을 어떻게 보내느냐에 달려 있다.

식욕을 억제하지 못한 결과는 비만으로 이어지고, 술을 억제하지 못하면 알코올 중독으로 이어지며, 게임에 빠진 시간이 많을수록 게임 중독에 빠지고, 도박에 빠지면 인생을 망친다. 시간을 긍정적으로 보내느냐, 부정적으로 보내느냐에 따라 인생의 결말이 다름을 보여준다.

우리는 유한한 시간을 가지고 살아간다. 제한된 시간 속에서 중요한 건 깨어 있는 삶이다. 깨어 있다는 건 '오감을 모두 사용하는 삶'이라고 생각한다. 시각, 청각, 촉각, 후각, 미각의 다섯 가지 감각을 항상 잘 느끼도록 노력하는 태도다.

이런 감각을 깨우는 방법은 어떤 것이 있을까? 그중 한 가지인 산과 숲을 찾아 맨발로 걷기를 추천한다. 숲에 가서 맨발로 걸으며 어떻게 오감을 깨울 수 있을까? 구체적인 방법을 함께 찾아보자.

먼저, 시각이다.

이것은 눈을 통해 얻는 감각이다. 보이는 감각을 통해 세상을 바라보는 눈을 기를 수 있다. 맨발로 숲을 걷다 보면 가장 먼저 보는 것이 흙의 모습이다. 그중에서도 색깔이 가장 먼저 눈에 들어온다. 붉은 흙, 검은 흙, 갈색 흙, 황토 흙 등 다양한 색이 눈을 사로잡는다. 어떤 곳을 걸을지는 발이 결정한다. 발이 원하는 곳을 따라 자연스럽게 흙을 밟아본다.

푸른 솔잎을 자랑하는 소나무, 도토리로 발걸음을 머물게 하는 참나무, 이름 모를 야생화, 잡초 같은 풀과 나무는 눈을 호강시켜 준다. 녹색이 시력을 좋게 한다는 말처럼 숲을 찾으면 많은 볼거리로 시각을 깨울 수 있다. 푸른 나무를 보려고 위를 보는 순간 파란 하늘은 덤이다. 높고 푸른 하늘을 보며 더 높은 이상을 꿈꿀 수 있으니 시각으로 온 세상을 얻을 수 있다.

다음으로 청각이다.

들을 수 있는 감각인데, 숲에서는 다양한 소리를 들을 수 있다. 가장 먼저 새소리다. 숲을 지키는 동물 중 흔히 볼 수 있는 종류는 새다. 벌레, 송충이 같은 먹이를 찾아 숲으로 들어오는 새는 소프라노 같은 맑고 높은 소리, 바리톤처럼 낮고 웅장한 소리, 바이올린처럼 청아한 소리를 내뿜는다. 새와 함께 걷다 보면 숨참은 저절로 넘어간다.

바람소리도 빼놓을 수 없다. 봄, 여름, 가을, 겨울 각 계절에 따라 바람 움직임은 저마다 다르다. 어느 것이 좋은지는 자신의 판단이다. 나뭇잎 떨어지는 소리도 귀를 울린다. 가끔 머리에 떨어지는 도토리라도 맞는 날이면 행운이다. 그만큼 만나기 어려운 순간이다. 내 귀에 가장 잘 들리는 소리는 맨발로 낙엽 밟는 소리다. 마른 낙엽, 젖은 낙엽, 눈 밑의 낙엽처럼 날씨와 계절에 따라여러 가지 소리를 만날 수 있다. 가만히 귀 기울이면 달팽이가 지나가는 소리, 개미가 대화하는 소리까지 엿들을 수 있는 행운을얻을 수 있으리라.

촉각은 피부로 느끼는 감촉이다.

신발과 양말을 벗고 맨발로 걷다 보면 여러 가지 자극으로 깜짝 놀라는 경우가 많다. 잔돌에 밟아 뇌가 번쩍이는 경험, 솔잎이나 밤 가시 같은 자연 침에 찔려 눈물이 찔끔 나는 순간, 촉촉한 흙을 밟으며 발바닥을 나무뿌리 같다고 생각하는 경우, 발가락 사이를 진흙으로 물들이는 기회 등 피부로 느낄 수 있는 순간은 널려 있다.

그중 백미는 흰 눈을 밟으며 찌릿찌릿 변하는 두뇌의 감각을 느끼는 순간이다. 빙설 한 그릇을 급하게 먹다 보면 머리가 깨질 듯아파온다. 흰 눈 밟을 때도 같은 느낌이다. 겨울 맨발이 가장 힘든 이유다. 그러기에 더 자주 해보고 싶다. 맨발이 자극받으면 그느낌은 금방 뇌를 향해 움직인다.

후각은 여러 가지 냄새다.

숲에는 다양한 식물이 자란다. 그들이 뿜어내는 향기는 공기청정기를 대신한다. 새벽에 숲에 오르며 만나는 페퍼민트 같은 박하 향, 솔잎이 뿜어내는 피톤치드, 약초에서 풍기는 한약 달이는 냄새, 풀들이 합창하며 내뿜는 풀냄새로 코가 간질거린다. 코에 힘을 주어 콧구멍이 커지면서 많은 공기가 한꺼번에 들어간다. 최대한 많은 공기를 흡입하며 여러 가지 향긋한 냄새를 맡는다. 제일 좋아하는 향은 약초냄새다. 그 냄새 맡으면 몸이 저절로 좋아지는 것 같다. 코를 자극하는 향기 덕분에 비염이나 축농증 같은 코 질병이 금방 나을 것 같다.

끝으로, 미각이다.

한 마디로 맛인데, 주로 혀에 있는 맛봉오리로 느끼는 감각이다. 맛은 짠맛, 단맛, 신맛, 쓴맛의 기본적인 네 가지가 있다고 한다. 둘레길이나 산을 열심히 걷다 보면 침 사이로 달달한 믹스 커피 맛이 느껴진다. 간혹 칡뿌리나 더덕, 도라지 같은 약초를 캐서 입으로 질겅질겅 씹다 보면 쌉쌀한 맛이 입 안 가득 퍼진다. 어떤 맛이 좋을지 또한 각자의 선택이다. 미각을 끝으로 오감이 완성된다.

오감 맨발걷기법은 맨발로 걸으며 오감을 느껴보려고 시도하는 모습이다. 평소에 한 가지 감각도 제대로 집중해볼 수 없었기에 이런 기회를 통해 자신의 감각을 깨어나도록 해보기 바란다.

chapter 2

삶을
결정짓는
요소

삶을 살아가면서 무수한 도전에 부딪힌다. 쉽게 포기하는 사람, 끝까지 물고 늘어져 결국 성취를 하는 사람 사이에 존재하는 차이는 무엇일까? 인생에는 끝없는 기회가 찾아온다. 단지 그것이 기회인지, 아닌지 판단하지 못할 뿐이다. 생을 살면서 그때그때마다의 중요한 시기가 있다. 그 시기를 잘 지내온 사람은 목표한 바를 이룰 가능성이 크고 그렇지 않은 사람은 반대일 것이다. 이처럼 우리에게는 삶을 결정짓는 다양한 요소가 존재한다. 그 요소는 무엇일까?

1

환경과 조건에서 벗어나라

찢어지게 가난한 삶을 살았던 내게 환경과 조건은 처음부터 녹록하지 않았다. 쉽게 포기할 수도 있었던 여건은 오히려 나의 도전을 불러일으키는 불쏘시개가 되었다. 환경과 조건은 그것을 어떻게 받아들이느냐에 따라 삶의 방향과 목표가 완전히 달라진다.

태어날 때부터 부자로 태어난 사람과 어릴 때부터 가난한 삶의 고통을 겪어본 사람의 차이는 무엇일까?

간단한 일화로 알아보자.

옛날 가난한 농부의 아들로 태어난 재철이라는 아이와 부자는 아니지만 남부럽지 않은 가정에서 자란 서국이라는 아이가 있었다. 서국은 가정만 부유한 게 아니라 부모님의 자율적인 교육방식으로 인해 모든 것을 자기가 원하는 대로 하고 있었다. 반면, 재철은 밥 먹는 것, 학용품 사는 것, 절대 가부장적인 아버지의 교육방식에 늘 지칠 대로 지쳐 있었다. 가난한 재철은 서국이가 무척이나 부러웠다.

늘 가지고 싶은 물건, 용돈 등이 풍족했던 서국은 재철이 가지지 못한 것을 모두 가지고 있는 듯 보였다.

재철은 '나는 왜? 이런 집에 태어나서 요 모양 요 꼴로 살까?'라는 생각을 늘 머릿속에 가지고 살았다. '죽고 싶다. 살기 싫다'라는 생각도 새록새록 마음속에 되살아났다. 농사철이 되면 밖에 나가 놀기는커녕 농사를 도와야 했고, 가부장적 태도의 아버지의 기세에 눌려 말 한 번 제대로 하지 못하고 지냈다. 반면, 서국이는 아무 걱정 없이 먹고 싶은 것 사먹고, 놀러 다니고 싶은 대로 자유롭게 생활을 했다.

그러던 어느 날 재철의 마음속에 큰 변화가 일어났다. 누가 이러한 마음을 가지도록 특별히 시킨 것은 아니었다. 그런데 어찌된 일인지 '아! 가난이 무슨 죄인가? 태어난 집은 모두 다르지만 나만 열심히 노력하면 얼마든지 잘할 수 있어.'라는 마음이 들기 시작 하는 게 아닌가? 그렇다면 왜 이런 마음이 생기게 되었을까? 그건 바로 부엌에 군불을 떼다가 눈물을 훔치시는 어머니의 모습을 보았기 때문이다. 처음엔 군불의 매운 연기로 인해 눈물이 비춰지는 줄 알았지만 들썩거리는 어깨의 작은 움직임을 통해 어머니의 가슴 속 한을 어렴풋이 짐작할 수 있었다. 그때부터 재철이의 태도는 180도로 달라져 무슨 일이든지 도전하고픈 강한 욕망이 꿈틀거리기 시작했다.

반면 아무 걱정이 없어 보였던 서국이의 가정엔 사실 하나의 문제가 있었다. 바로 어머니의 도박중독이었다. 도박으로 인해 가정을 돌볼 틈 없이 바깥으로 분주히 다니던 어머니의 생활태도 때문에 아버지와 어머니가 다투는 시간이 늘었고 그로 인해 늘 불안한 생활을 하고 있었다. 서국이도 집에 있는 날보다 친구들과 구슬치기, 딱지 따

74

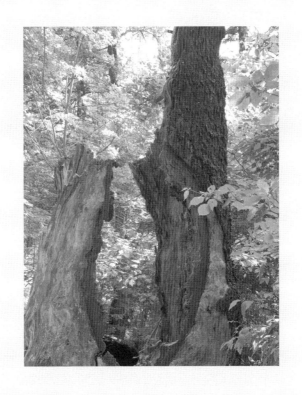

환경과 조건은 삶에 있어서 일시적인 것이지,
인간의 성공과 행복을 보장할 수 있는 절대적인 공간은 아니다.
열악한 환경과 조건을 극복하고 성공한 삶을 산 이야기와
그와 반대로 가정환경과 조건만 믿고 방탕한 생활을 한 결과
폐인처럼 생활하는 사람의 이야기는 얼마든지 찾을 수 있다.

먹기 같은 놀이로 허송세월을 보내고 있었다.

재철이는 일전의 일로 인해 모든 것을 긍정적이고 도전적으로 바라보기 시작했던 반면, 서국이는 하루하루 목표 없이 친구들과 노는데 정신이 팔려 도전적인 삶보다는 가진 돈을 펑펑 쓰는 낭비의 생활을 하게 되었다.

결국 재철이는 근사한 대기업에 취직을 하게 되어 남들이 부러워하는 가정을 꾸리고 편안한 생활을 하게 된 반면 서국이는 취업을 하지 못한 채 하루하루를 근근히 버티는 삶을 살게 되었다.

물론 위의 예화는 가상의 이야기다. 그렇지만 우리에게 주는 메시지는 크다.

재철이에게 처음의 환경과 조건은 삶을 포기할 수도 있는 상황이었지만 어머니의 눈물을 통해 오히려 성공적인 인생이 되었고, 서국이는 무난한 환경이었지만 어머니의 도박중독으로 인해 실패한 삶을 살게 된 것이다.

환경과 조건은 삶에 있어서 일시적인 것이지, 인간의 성공과 행복을 보장할 수 있는 절대적인 공간은 아니다. 열악한 환경과 조건을 극복하고 성공한 삶을 산 이야기와 그와 반대로 가정환경과 조건만 믿고 방탕한 생활을 한 결과 폐인처럼 생활하는 사람의 이야기는 얼마든지 찾을 수 있다.

평발과 초라한 신체적 조건을 극복하고 세계적인 축구 선수가 된 2002년 한·일 월드컵 4강 신화의 주역 박지성 선수의 애기는 너무나도 잘 알고 있다. 처음부터 박지성 선수의 성공을 예견한 사람은 많지 않았을 것이다. '선수의 대성 가능성을 단박에 알아차린 히딩크 감독이 없었던들 지금의 박지성 선수가 존재했을까?'라고 생각할 수도 있겠지만 그렇게 되기까지 얼마나 많은 고민과 번민, 갈등을 했을 것인지 생각해보면 환경과 조건은 그다지 중요하지 않다고 생각된다.

인터넷 사진으로 박지성 선수의 발을 본 적이 있다. 평소 축구 선수의 발에 대한 생각을 전혀 해보지 않은 터라 그 모습에 입을 다물지 않을 수 없었다. 일반인의 발과는 너무나도 다른 고통과 고난이 그대로 묻어나는 노력과 결실의 발이었다. '아, 성공한 삶을 사는 사람은 남과 많이 다르구나.'라는 생각에 저절로 경외심이 묻어 나왔다.

'나 또한 어릴 때의 가난을 받아들이지 못하고 방황하고 갈등했다면 지금쯤 어떤 삶을 살고 있을까?'라고 생각해보면 참 다행이라고 생각된다. 즉 스스로 가난을 가난으로 인정하고 '뭐 어때! 열심히 살아서 극복하면 되지. 가난이 뭐 죄냐?'라는 마음으로 적극적으로 살았기에 지금의 다소 여유로운 삶을 살고 있다.

그렇다. 환경과 조건에 우리의 삶을 맡기기에는 인간의 존재는 너무나도 고귀하고 가치 있다. 환경과 조건에 목맨다면 자신의 생각과 판단에 따라 살기보다는 주변의 생각, 이목에 얽매여 살게 된다.

결국 나의 방향이 옳고 그른 것은 남이 결정해 주는 것이 아니라 자기 자신이 선택하는 것이다. 결정의 몫을 다른 사람에게 돌렸을 때 환경과 조건을 탓하게 되는 것이다.

맨발걷기를 처음 시작한 때가 10월의 마지막 날이었다. 그날 새벽 기온이 영상 3도. 정상적으로 생각해보면 두꺼운 양말에 보온이 잘 되는 신발을 신고 온 몸을 꽁꽁 싸매고 운동을 하는 것이 일반적이다. 아니, 굳이 새벽에 하지 말고 낮이나 저녁에 기온이 다소 올라갈 때를 골라서 운동을 하는 것이 맞을 것이다.

그렇다면 왜 나는 한 번도 해본 적이 없는 맨발걷기를 누구의 권유나 강요에 의한 것이 아닌 스스로 그것도 새벽에 시작했을까?

초등학교 3학년 때부터 시작된 습관의 힘이 새벽을 내 하루 일상에서 가장 가치 있는 때라고 정의를 내렸기 때문이다. 남과는 다른 삶을 살고 싶은 욕망도 한몫 했을 것이다. 보통사람은 새벽에 일어나는 것을 힘들어 한다. 그것도 겨울의 문턱에 접어든 늦가을 영상 3도의 온도라는 환경과 조건에서의 기상은 마음 속 거부감을 강하게 일으킨다.

결국 환경과 조건은 한낱 허울 좋은 명목에 불과할 뿐이고 그것을 헤쳐 나가는 것은 본인의 몫이다. 일반적으로 어떤 일을 하지 못했을 때 환경이나 조건을 탓한다. 바빠서, 시간이 없어서, 돈이 없어서, 남의 이목 때문에처럼 모두 남 탓을 한다.

맨발걷기도 마찬가지다. 하지 못하는 이유가 하고 싶은 이유보다 더 많다. 건강은 잃어 본 경험이 있는 사람만이 그것을 더 소중하게 생각하고 관리한다. 맨발걷기를 직접 해보고 권유하는 이유는 세상에 가장 편안하게 할 수 있기 때문이다. 특별한 도구나 시간, 방법을 요구하지 않는다. 건강에 미치는 영향 또한 그 어떤 것보다도 강하다. 신발 신고 운동을 했을 때보다 두세 배 정도의 효과가 있다. 장소에 있어서는 학교 운동장, 산, 들처럼 흙이 있는 곳이면 어디든 가능하다. 방법은 그냥 편하게 걸으면 된다. 건강의 효과는 3장에서 자세히 언급하겠다.

이렇게 좋은 맨발걷기를 하지 않는 이유는 그것을 하기 싫거나 하지 못하는 이유를 외부의 환경과 조건으로 돌리기 때문이다.

시간은 누구에게나 없다. 한가한 사람일수록 더 바쁘다. 핑계는 대면 댈수록 무궁무진하다. 그냥 걷는 것도 힘든데 맨발로 걷는 것을 요구하기는 더 어렵다.

시작이 반이라고 했던가? 지금 당장 맨발걷기를 시작하자. 새벽이든, 낮이든, 저녁이든, 밤이든 상관없다. 10분이든, 1시간이든 괜찮다. 비가 오나 눈이 오나 바람이 부나 서리가 내려도 멈추지 않고 꾸준히 하는 것이 관건이다.

자연이 우리에게 주는 힘은 엄청나다. 4차 산업혁명 시대 인공지능, 로봇이 대세인 이때 그보다 더 위대한 에너지를 가지고 있는 자연에게 눈길을 돌려야 한다. 자연 에너지의 힘으로 얻는 자연 치유의 길. 맨발걷기 지금도 늦지 않았다.

바로 시작하자.

2

우선 '나'부터 만나야

1971년 음력 3월 4일은 '나'라는 존재가 인간세계에 첫 발을 내딛는 순간이다. 엄마의 뱃속이라는 공간에서 기나긴 여정을 마친 나는 드디어 출생과 더불어 세상과 만나게 된다.

기억나지는 않지만 이 세상에 태어나면서 많은 축복과 건강한 삶을 위한 격려를 받았을 것이다. '나'라는 존재는 신체뿐만 아니라 자아라고 하는 정신적 측면도 포함된다. 한 마디로 육신과 정신의 일체다. 삶을 살면서 과연 언제부터 '나'를 만나게 되었을까?

우리 집에서 나를 가장 아끼고 사랑하셨던 분은 할아버지다. 할아버지가 돌아가시기 전 초등학교 4학년 때까지 내 생활은 '할아버지'라는 단어를 빼놓고는 설명할 수 없다. 그만큼 각별히 나를 아끼시고 귀하게 여겨주셨기에 참 행복한 삶을 살았다. 잠도 늘 같이 자고, 밥도 항상 같이 먹으며 모든 생활을 할아버지와 함께 할 정도로 각별한 사이였다.

그렇지만 이러한 관계는 상대적으로 부모님에 대한 '애정결핍'으로 나타났다. 리비히가 말했던 '최소량의 법칙'처럼 다른 모든 것이 완벽해도 부모님과의 관계 속에서 얻어야 했던 사랑의 부족으로 내면의 세계는 영양실조를 겪고 있었다. 날마다 가족 여행, 가족 사랑을 꿈꾸던 어린 시절에 이러한 환경으로 부정적 성격이 내면 깊은 곳에 자리 잡기 시작했다.

내 기억 속 할아버지와 할머니는 그렇게 금슬이 좋지 않았다. 그와 같은 이유 때문이었을까? 나를 무지 아끼셨던 할아버지와 관계가 좋지 않았던 할머니에게 나라는 존재는 그렇게 달갑지 않았나 보다. 할머니는 늘 형을 좋아하셨고 장남으로서의 권위를 인정해주셨다. 한 마디로 나와 할아버지의 관계는 형과 할머니와 닮은꼴이다.

그런 속에서 나의 불만은 쌓여 갔다. '왜 할머니는 형만 좋아하시고 나를 인정해 주시지 않으시지?' 지금 생각해보면 어린 시절 자기중심적 사고방식에서 비롯된 철없는 생각이었지만 그 당시엔 부정적 사고의 원천이 되었다.

어릴 때부터 호기심과 궁금증이 많았던 나였기에 모든 것이 잘 이해가 되지 않았고 모르는 게 많았다. 그럴 때마다 그게 왜 그런지 할머니에게 묻곤 했다. 돌아오는 대답은 한결 같았다.

"쪼그만 자식이 뭐 그리 궁금한 게 많아? 나중에 어른 되면 다 안다."

진짜 궁금해서 그런 것인데 돌아오는 답변을 들을 때마다 난 한없는 자괴감에 빠지곤 했다. '나 바보 아니야? 그런데 모르는 게 왜 이리 많지?'라는 생각이 하루에도 수십 번 나의 뇌리를 스치곤 했다. 결국 모든 것은 스스로에 대한 부정적 생각의 원천으로 돌아왔다. 지금에야 인터넷에다 여러 가지 책들이 많아 문제를 혼자서도 해결할 수 있지만 그때만 해도 대부분 가정이 그렇듯 어른 외에는 딱히 물을 때가 마땅치 않았다. 부모님께 여쭈어도 되겠지만 바쁜 일상 속에 그것마저도 어려웠다.

찢어지게 가난한 삶, 아버지의 뇌졸중, 어머니의 중노동 등 어려운 여건 속에서 긍정적인 사고로 살아왔다고 생각했지만 내면의 부정적 사고는 나도 모르게 암세포처럼 자랐다. 그 결과 나도 모르는 사이 내성적인 아이로 자라게 되었다. 겉으로는 활발하고 외향적으로 보였지만 속으로는 내성적인 아이였다. 그러한 과정 속에서 항상 불평불만이 쌓였다. 어디를 가나. 어떤 상황에서도 그것을 극복하고 이겨내려는 마음 보다는 현실을 부정하고 투덜거리는 성격 장애가 생겼다.

이러한 모습은 사회생활에서도 문제가 되었다. 늘 자기중심적 생활에서 조금이라도 벗어나면 견디기 힘들었고 남이 나를 알아주기를 바랐다. '자신을 사랑하지 못하는 사람은 남을 사랑할 자격도 없다.' 라는 말을 듣게 되었지만 크게 와 닿지가 않았다. 나는 스스로를 부정하고 싫어했던 특이한 사람이 되어가고 있었다.

그렇게 살아왔던 내 생활에 서서히 변화의 바람이 일기 시작했다. 바로 맨발걷기와의 만남을 통해서였다. 끝없이 높은 하늘만 바라보다 처음으로 땅이라는 낮은 곳을 느끼기 시작했다. 맨발걷기의 첫 발을 내디딘 2017년 10월 31일의 그날을 잊을 수 없는 이유다. 평소 하찮게 보았던 흙이라는 존재가 그렇게 아름답게 보일 수가 없었다. 발바닥과 땅과의 첫 조우에서 느낀 벅찬 감동은 말로 형용할 수 없는 그 무엇이었다.

늘 남과의 비교 속에서 스스로를 한 없이 낮은 존재, 하찮은 미물로 치부해 왔던 그 동안의 삶이 정말 부끄럽게 여겨지며 마음속 비가 주룩주룩 내리기 시작했다. 땅을 한 발 두 발 디딜 때마다 낮은 곳과 나 자신과의 비교 속에서 '아! 내가 이렇게 괜찮은 존재였나? 너 참 열심히 살았다. 너 괜찮은 놈이야.'라는 생각이 거듭거듭 되살아났다.

그 동안 타인과의 비교 속에서 스스로를 깎아내렸던 부정적 사고는 악마 같은 그 무엇이 조정하고 있다는 생각이 들었다. 그렇다. 나는 악마와의 동거 속에 나쁜 생각, 잘못된 사고를 하고 있었던 것이다. 그래서 자신감 없는 존재, 내성적인 존재로 스스로를 부정했다.

맨발걷기와 함께 달라진 삶은 독서와 글쓰기이다.

맨발걷기를 시작하면서 책을 읽게 된 것이다. 독서에 대한 갈망은 늘 가져왔으나 책 한 권을 제대로 완독하지 못했던 나에게 '맨&독'이라는 문구를 만들면서 책과의 동거를 시작했다. '맨&독'은 맨발걷기와 독서생활의 줄임말로 바늘과 실처럼 삶의 일부로 서서히 자리를 잡기 시작했다.

한국 성인의 한 달 독서량이 한 권도 채 되지 않는다는 통계에서 보듯 우리나라 국민은 책을 많이 읽지 않는다고 한다. 그도 그럴 것이 인터넷 강국이라는 말이 무색하지 않을 만큼 컴퓨터, 휴대폰과 밀

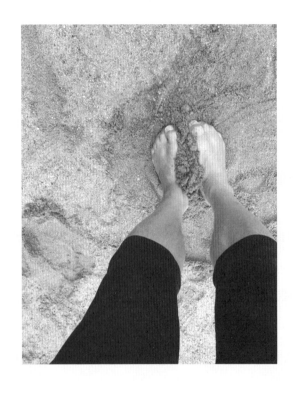

땅을 한 발 두 발 디딜 때마다 낮은 곳과 나 자신과의
비교 속에서 처절하게 비판하고, 멸시하고, 부정하고, 싫어했던
'나'라는 존재가 새로운 '자아'로 탄생하는 순간이다.

접한 삶을 살고 있다. 맨발걷기 이전에 한국인의 평균 독서량과 어깨를 나란히 할 만큼 독서를 기피했던 내 삶은 독서와 동거를 할 정도로 많은 변화의 길을 걷고 있다.

책이 주는 즐거움은 인터넷이나 전자책과 비교되지 못한다. 수많은 권장 도서가 주장하듯 책은 마음의 양식으로서의 역할을 충분히 하고 있다. 인터넷이 손쉽게 정보를 접하고 얻을 수 있는 장점이 있는 반면 기억 속에 오래 저장되지 못하는 단점이 있다. 비단 책뿐만 아니라 신문과 인터넷을 비교해 봐도 알 수 있다. 아무리 사회가 발달해 전자책이 봇물처럼 나와도 종이 책은 절대 없어지지 않을 것이라는 말이 나오나보다.

맨발걷기를 하면서 늘 함께했던 것은 글쓰기이다.

평소 노트나 메모장에 긁적이는 것을 좋아했던 터라 글쓰기가 자연스럽게 동반되었다. 맨발걷기를 하면서 펜으로 글을 쓰기에는 무리가 있기에 휴대전화를 이용했다. 맨발걷기는 발바닥 자극이 뇌에까지 엄청난 속도로 다다르기 때문에 여러 가지 생각이 폭발적으로 일어난다. 브레인스토밍이 저절로 된다. 이러한 생각을 그대로 두기에는 아까워 한 글자, 두 글자씩 메모장에 적어 문장을 만들었다. 글의 내용이나 주제를 특별히 정하거나 사전에 만드는 것은 아니고 그때그때 떠오르는 일상을 자연스럽게 적었다. 이른 새벽 발바닥과 흙과의 만남이 만들어내는 다양한 감정, 새 · 물 · 바람 · 소리 등의 청각, 하늘 · 나무 · 풀 색깔 등의 시각, 풀내음 · 흙냄새의 후각, 직접 맛보지는 않아도 느껴지는 여러 가지 미각 등의 오감을 총 동원한 생각을 적어 내려갔다.

삶을 살면서 겪었던 여러 가지 생각, 하루 생활의 시작, 어제 있었던 일에 대한 반성, 앞으로 살아갈 날에 대한 계획 등 수 많은 생각들을 맨발걷기를 통해 떠올렸다. 그것은 그대로 글이 되었다.

맨발걷기, 독서, 글쓰기를 삼 종을 한 세트로 만들어 한 마디로 '맨독글' 작업을 한 것이다. 맨발걷기는 '맨독글'을 통해 두뇌활용의 새로운 장이 되었다.

'맨독글' 힘은 실로 엄청나다. 그토록 처절하게 비판하고, 멸시하고, 부정하고, 싫어했던 '나'라는 존재가 새로운 '자아'로 탄생하는 순간이다. 특히 하루도 빠짐없이 맨발걷기를 매일 하는 지금 이 순간은 뭐라고 표현할 수 없을 정도로 가슴 벅차다.

거의 반백 년을 살면서 하루도 빠짐없이 어떤 일을 꾸준히 한 것은 밥 먹고, 잠자고, 화장실 가는 것 등의 본능적 일 외에는 없었다. 맨독글이 스스로를 대단한 존재로 여기기 시작한 것이다.

자아존중감이 서서히 되살아나기 시작하면서 그토록 좋아했던 술자리 횟수, 모임 횟수도 점차 줄어들고 퇴근 시간도 빨라지며 그동안 흩어졌던 생각, 사고를 점점 '나' 중심으로 펼치고 있다.

그동안 타인의 생각, 사고, 비판에 초점 맞춰졌던 모든 것들이 나의 생각, 사고 중심으로 재편되고 있다. 이러한 모습을 가장 반기는 것은 가족이다. 그 중에서도 아들은 이런 아빠를 자랑스럽게 생각한다. 다시 만난 '나'에게 그동안 고생했고 감사하다고 말하고 싶다.

내가 존재하지 않는 한 이 세상은 무의미하고 가치 없는 것이다.

내가 존재해야 세상도 존재하고 내가 있어야 남도 있는 것이다.

다시 찾은 '나'를 통해 이기적인 삶이 아닌 타인을 위한 선한 영향력을 만드는 것이 새로운 인생 목표다.

3
생각의 틀

'신체가 정신을 지배할까? 정신이 신체를 지배할까?'라는 질문은 '닭이 먼저냐? 알이 먼저냐?'라는 질문처럼 대답하기 어렵다. 정신을 생각이라고 한다면 신체와 생각은 서로 공생 관계에 있다. 특히 신체활동은 생각에 의해서 시도되기도 하지만 꾸준한 신체활동으로 생각이 변하기도 한다.

생각은 뇌라고 하는 우리 신체의 아주 중요한 부분에서 시작된다. 뇌는 대뇌, 소뇌, 중뇌, 연수 등 다양한 부분으로 나눠지지만 심장과 함께 인간의 삶과 죽음을 판단하게 하는 중요한 부분이다.

맨발걷기를 시작하면서 뇌의 폭발적 변화를 경험했다. 다양한 생각을 통해 기억력이 향상되는 경험을 했다. 나이가 들어감에 따라 기억력이 점차 한계를 보이기 시작했다. 그렇게 총명했던 시절을 과거라는 시간의 틀 속으로 가두게 되었다. 그러한 현상은 맨발걷기를 통해 반전되었다. 기억력도 되살아나고 점차 많은 생각 속에 긍정적 사고가 만들어지게 되었다.

이것은 신체활동이 뇌 활동에 얼마나 중요한 역할을 하는지에 대해 잘 말해주고 있다. 한 마디로 신체활동이 있어야만 뇌가 활발히 움직일 수 있다는 것이다. 많은 신체활동은 뇌 세포 활성화에 긍정적인 영향을 미치며 결과적으로 생각의 틀을 확장시키는 데 중요한 역할을 한다.

맨발걷기를 통한 신체활동이 생각에 어떠한 영향을 미칠지는 굳이 말하지 않아도 될 것 같다. 맨발걷기는 발바닥에 있는 무수한 혈점을 자극하게 되고 그러한 자극은 운동화를 신었을 때보다 뇌에 전달되는 속도가 훨씬 더 빨라지게 된다. 이러한 결과 뇌가 활성화되어 생각의 틀도 훨씬 커지게 된다. 생각의 틀은 생각의 그릇으로 볼 수 있으며 그릇의 크기에 따라 그 안에 담을 수 있는 내용과 양의 차이가 천차만별이기 때문에 뇌 활성화가 중요하다.

맨발걷기를 하면서 생각의 틀에 엄청난 변화가 왔다. 붕어빵 틀에 반죽을 넣으면 붕어빵이 나오고, 국화빵에 반죽을 넣으면 국화빵이 만들어지듯 생각이라는 틀은 인생을 살아가면서 매우 중요한 부분이다.

맨발걷기 이전 생각의 틀에서는 자연에 대한 경외심, 자연 치유, 자연 에너지 등에 대해 특별히 생각하지 않았다. 발에 대한 관심과 지속적 사랑 또한 없었다. 그러한 주요한 이유로 한 번도 발의 중요성에 대해 고민해 본 적이 없었기 때문이다.

'발'은 늘 지저분하고 남에게 보이지 않도록 양말과 운동화로 감싸야 할 하찮은 존재로 여겨왔다. 그러한 이유로 신발과 양말은 당연

히 신어야 하고 그렇게 하지 않는 사람은 예의 없는 사람이라고 생
각했다. 집에서도 양말 착용은 필수였고 그러다 보니 발에 무좀은 늘
친구처럼 달고 다녔다.

그러던 차에 맨발걷기와 더불어 시작된 일상은 나의 기존 생각의
틀에 파격적 변화를 가져왔다. 자연에 대해 새롭게 생각하게 되었고
특히 발에 대한 대단한 관심과 존경의 시선을 가지게 되었다.

자연치유라는 말을 예전에도 들어본 적은 있었지만 체질 변화 정
도로만 여겼고 자연과 함께하면 건강한 삶을 유지할 수 있다는 정도
만 알고 있었지 구체적으로 자연 에너지, 자연 치유라는 생각을 해
본 적은 없었다.

그러던 차에 무릎 부상이 찾아왔고 그것이 계기가 되어 〈나는 자
연인이다〉라는 프로그램을 한 번씩 봤다. 그 속에서 우리 생활 주변
에서 고치지 못했던 여러 가지 난치병을 산 속으로 들어가서 자연과
함께 벗하며 고쳤다는 얘기를 심심찮게 들었다. 정신적 스트레스로
인한 고통, 고난을 자연 속으로 들어가 살게 됨으로써 치유가 됨을
여러 가지 사례가 증명했다.

"자연은 위대하다"라는 말처럼 사람이 태어나서 다시 돌아가는 자
연과 벗할 때 가장 사람다운 삶을 살 수 있는 것 같다. 편백나무 같은
곳에서 뿜어져 나오는 피톤치드도 좋거니와 맑고 상큼한 공기, 콸콸
흐르는 물 등의 대자연 속에서 얻는 기운은 말로 다 표현할 수 없다.
평소 산을 좋아해서 그곳을 자주 찾았고 정신적인 상쾌함과 신체적
인 개운함을 느낄 수 있었지만 거기까지였다.

그러던 차에 맨발걷기를 하게 되었고 맨발에 대한 다양한 공부를 통해 자연의 힘과 더불어 자연과 발에 대한 관심이 저절로 생겨났다.

처음 운동장에서 시작된 맨발걷기는 반복된 장소로 인한 지겨움과 새로운 곳을 찾고자 하는 생각으로 여러 곳으로 이동하게 되었다. 운동장에서 가까운 산으로 거기에서 좀 더 먼 곳으로 움직였다. 흙의 종류도 일반 흙에서 마사토, 마사토에서 황토로 그 종류를 변화하면서 다채로운 체험이 시작되었다. 특정 종류의 흙이 좋다기보다는 장소에 따라 새로운 맛을 발이 저절로 느끼게 되었다. 자연과 발의 오묘한 조화로 발이 느끼고 좋아하는 곳을 찾게 되었다. 전국 맨발 명소라고 하는 곳에 대해 발이 체험하기를 원하기 때문에 지속적으로 여러 곳을 찾아 다녔다.

발은 오묘한 곳이다. 맨발을 하기 전에는 양말과 운동화 속에 홀로 갇힌 수동적 존재였다. 뇌가 가라면 가고 멈추라면 멈추는 그러한 존재였다. 그러던 것이 발이 원하는 곳으로 가게 되고 발이 원하지 않는 곳은 가지 않는 능동적 존재로 변화되었다.

발은 산, 들 같은 자연이 있는 곳은 어디나 가기를 원한다. 생각의 틀도 자연과 함께하는 존재로 변화되었다. 맨발걷기를 통하여 끊임없이 지속되는 사고 과정은 생각이라는 정신 활동에 많은 도움을 준다. 특히 긍정적 사고에 많은 영향을 준다.

부정적 사고와 생각은 주변의 나쁜 기운에 의해서 영향을 받는다. 좋지 않은 소리, 나쁜 음악, 나쁜 모습, 나쁜 기운 같은 것을 접하다 보면 나도 모르게 모든 생각의 틀이 부정적으로 변한다. 어릴 때부터 부정적 잔소리를 많이 듣게 된 나 또한 늘 모든 사고를 부정적으로 하게 되었고 불평불만을 입에 달고 살았다.

모든 사람이 나에게 잘해주길 바랐고, 나 위주로 세상이 돌아가면 좋겠다는 생각을 늘 하게 되었다. 내가 다른 사람을 잘해준다는 생각은 없었고 다른 사람에 대한 배려 같은 것은 생각지도 않았다.

그러던 차에 맨발걷기를 알게 되었고 하루하루 시간이 흐름에 따라 맨발걷기를 통하여 다른 사람을 위해 할 수 있는 일이 무엇이 있는지를 찾게 되었다. 그래서 맨발 장소를 소개했고, 매일매일 끊임없이 맨발을 하듯 글을 써서 서로 공유할 수 있는 기회를 찾고자 노력했다.

이처럼 맨발걷기는 기존의 부정적, 인공적인 생각의 틀을 긍정적, 자연적인 생각의 틀로 전환하게 해 주었다. 그 결과 마음이 차분해지고 세상 모든 것을 가진 긍정적인 마음이 들게 되었다. 다른 사람에 대해 생각하고 도움을 줄 수 있는 마음을 가지게 했다.

물론 생각의 틀이 하루아침에 변하는 것은 아니다. 운동화와 양말을 벗어던지고 대지와 맨발을 함께 맞대는 순간과 시간이 늘어나면 늘어날수록 생각의 틀에 대한 변화의 시기와 속도는 빨라질 것이다.

그것은 나의 경험과 다른 사람들의 다양한 체험을 통해 속속 증명이 되고 있다. 우리 신체를 지배하는 생각의 틀이 변한다는 것은 우리 몸에서 일어나는 변화 중 가장 중요한 것이다.

생각의 틀에 대한 변화를 통하여 신체활동 또한 여러 가지 형태로 이루어질 것이다. 다양한 신체활동은 새로운 생각의 틀을 만드는 계기가 된다. 이러한 반복되는 긍정적 과정을 통하여 신체와 생각은 저

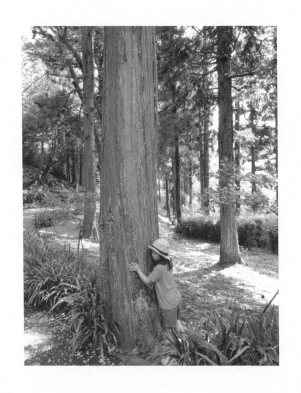

발은 오묘한 곳이다. 맨발을 하기 전에는
양말과 운동화 속에 홀로 갇힌 수동적 존재였다.
뇌가 가라면 가고 멈추라면 멈추는 그러한 존재였다.
그러던 것이 발이 원하는 곳으로 가게 되고
발이 원하지 않는 곳은 가지 않는 능동적 존재로 변화되었다.

절로 좋아지게 된다.

　요즘 사회적으로 불평불만이 팽배한 사람이나 집단이 늘어나고 있다. 참으로 심각한 사회문제가 아닐 수 없다. 학교에서도 학교폭력에 대한 다양한 양상이 전개되고 있다.

　이러한 시점에서 맨발걷기를 통한 생각의 틀에 대한 변화는 굉장히 중요한 교육적 효과를 발휘할 수 있다. 교육이 국가백년지대계라고 하는 말에서도 느껴지듯 우리 사회에서 가장 중요한 것이 교육이다. 교육이 잘 되어야 나라가 발전하고 곳곳에 산재해 있는 문제를 해결할 수 있다.

　따라서 교육의 성패는 사고의 전환이요, 사고의 전환은 생각의 틀을 고치는 과정이다. 가정, 학교, 사회 모든 분야에서 맨발걷기를 시도한다면 사회문제 해결에 많은 공헌을 할 것이다.

　한두 사람의 노력으로 해결될 문제는 아니지만 지금처럼 지속적으로 꾸준히 맨발걷기가 홍보된다면 그것도 어려운 문제는 아니다.

　맨발걷기를 통해 기존에 가지고 있는 생각의 틀에 변화를 가져와야 할 시점이다.

4

행복과 불행 사이

임종을 앞둔 어떤 사람에게 하느님이 다음과 같은 질문을 했다.

"당신이 삶을 살면서 가장 행복했을 때는 언제인가요?"

대답은 어떤 것이었을까? 돈을 많이 벌었을 때, 승진을 했을 때, 집을 샀을 때, 좋은 차를 몰고 다닐 때, 맛있는 음식을 먹었을 때 같은 여러 가지 대답이 있을 수 있다. 그러나 아마도 다음과 같은 대답이 나오지 않았을까 한다.

"이 세상에 태어나 스스로가 삶의 중심이 되고 제가 하고 싶은 것을 했을 때 가장 행복했습니다."

행복이라는 것이 정확하게 측정할 수 있는 것이 아니고 마음속에서 느끼는 것이라 사람마다 다르다고 생각한다. 내가 느끼는 행복한 순간은 아마도 맨발걷기와 독서, 글쓰기를 하는 동안이다.

행복과 불행은 개인의 감정이다. '인간사 새옹지마'라는 말처럼 행복이 있으면 불행이 오고 불행이 있으면 행복이 다시 올 수 있다. '호사다마'처럼 좋은 일은 꼭 나쁜 일과 함께 오며 행복과 불행은 실과 바늘처럼 함께 존재한다.

지금까지 살아오면서 겪었던 수많은 행복한 일들을 떠올려보면 다양하다. 앞에서 언급한 돈, 승진, 집, 차 등 물질적인 많은 것들은 삶의 수단이 될 수 있고 일시적 행복은 될 수도 있었지만 그것은 잠깐 동안의 반짝 행복이었다. 지속적으로 유지되지는 않았다.

대부분의 감정에서 오는 지속적인 행복은 정신적인 만족감을 오래도록 유지시켜 줄 수 있는 것이다. 그 당시 불행이라고 느꼈던 감정이 지나고 보면 행복한 순간이라고 느껴지기도 하고 행복이라고 느꼈던 것이 불행한 것이라고 느껴지는 감정도 있다.

대학 졸업 후 발령 대기상태에서 막노동을 한 적이 있다. 약 한 달 반 정도 했던 기억이 난다. 그 당시 그렇게 했던 이유는 돈 벌기 위해서였다. 크게 두 가지 형태로 일을 했는데 처음에는 일일 노동자로 인력시장에 연락을 해서 하루하루 다른 일을 했다. 그 당시만 해도 개발 붐이 조성되어 일자리가 끊임없이 많은 시절이었다.

첫날 했던 일은 모래를 짊어지고 2층으로 옮기는 작업이었다. 모래를 삽으로 한 가득 담고 뒤뚱뒤뚱거리며 올라가는 일로 눈가에 이슬이 맺혔다. 일을 마치고 집으로 돌아오는 길에 느껴지는 몸의 무게는 천근만근이었다. 이튿날 하게 된 일은 벽돌 쌓는 일의 보조였다. 벽돌을 쌓기 위해서는 벽돌을 접착시키기 위해 모래, 시멘트, 물을 섞어서 만들어야 했는데 먼저 모래를 가는 키에 쳐서 부드럽게 만들어야 했다. 어릴 때부터 삽질을 많이 해보았기 때문에 특별히 힘든 일은 아니었다. 모래를 만든 후에는 다시 시멘트와 섞는 작업을 했다.

시멘트를 섞고 난 후에는 이것을 다시 물과 섞는 일이었다. 물을 흘러내리지 않도록 해야 하는데 잘못하면 물이 다 새어나와서 다시 해야 했다. 다 섞고 난 후에는 질통에 퍼서 벽돌공에게 옮겨다 주는 작업이었다. 시멘트 작업을 할 때에는 시멘트에 '시멘트 독'이라고 하는 몸에 나쁜 성분이 있어서 피부가 트러블이 일어난다. 특히 배꼽 주위가 부르터서 많이 아팠다. 신체에는 정말 좋지 않은 작업이었다.

두 번째는 아파트 공사 현장에서 한 달 정도 일했다. 아파트 공사 현장에서 전기 공사를 보조하는 조공의 역할이었다. 경기도 석수라는 곳에 위치한 사무실을 찾아 갔다가 다시 용인으로 이동했다. 아파트 공사 현장에는 '함바'라고 하는 밥 먹는 곳이 있다. 여기서 식사를 해결하고 여인숙 같은 허름한 곳에서 잠을 청했다.

5월의 공사 현장은 태양이 따갑게 내리쬐고 그 빛을 그대로 몸으로 받아들여야 했기에 뜨겁기가 장난 아니었다. 내가 주로 했던 일은 아파트에 콘크리트를 붓고 굳어진 후 전기 코드 박스에 흘러들어간 콘크리트를 떼어내는 작업이었다.

오른쪽에는 망치, 왼쪽에는 정을 들고 하루 종일 1층, 2층, 3층……을 다니며 잘못된 부분을 깨내는 작업이었다. 콘크리트를 붓기 전에 그곳에는 청 테이프를 미리 붙여 놓는다. 콘크리트가 스며들지 못하게 하려는 이유에서였다. 그렇지만 콘크리트의 하중을 견디지 못해 대부분 스며들었다. 그러면 그것을 망치와 정을 이용하여 하루 종일 떼어내는 것이 나의 임무다.

어릴 때부터 정직과 근면이 몸에 배어 있었기에 쉬지 않고 일했다.

말로 표현하기 어려울 정도의 강행군이었다.

일이 너무 고되고 힘들어 저녁이면 회식 시간을 자주 가졌다. 짬뽕 그릇 정도 크기의 대접에 소주를 그득 붓고 삼겹살을 안주삼아 벌컥벌컥 들이키면 모든 고통이 씻은 듯이 날아갔다. 이런 맛으로 일을 하는구나 하는 순간적 행복도 잠시 다음 날 해가 뜨기 전 일어나서 다시 고행의 길로 접어들었다.

일을 시작한 지 일주일 정도 되었을까? 우리와 함께 갔던 일행 중 한 명이 공사장 소장의 지시로 집으로 가게 되었다. 무슨 이유일까 생각을 했다. 나중에 안 일이지만 게으름이 해고의 이유였다. 나처럼 신출내기는 모르고 있었지만 이곳에 오는 많은 사람들이 대부분 이 판에서 잔뼈가 굵은 사람들이다. 요령껏 열심히 일을 하는 사람이 있는 반면 요령을 제대로 피워 일 안하는 사람들도 있다. '적자생존'이라고 했던가? 그 사람들은 대부분 도태되어 일자리에서 쫓겨나는 수모를 당한다. 함께 간 7명 중 세 명만 살아남고 나머지 네 명은 모두 원상복귀 조치되었다. 공교롭게도 세 명은 모두 나 같은 연령대의 신출내기다. 그렇게 해서 한 달간의 일정을 모두 마치고 일을 접게 되었다. 그만둔 이유는 더 이상 오래 하다간 몸도 다칠 것 같았고 무엇보다도 한 달이 지나고 나니 양치질을 할 수 없게 되었다. 결국, 나는 휴식이라는 최고의 처방을 내리고 그곳을 떠났다. 그 당시 행복감이라고 하면 내가 이 어려운 고행을 무사히 마쳤구나 하는 스스로의 만족감이었다. 어려운 일을 이겨낸다는 것이 그 당시에는 힘들지만 그 후의 밀려드는 쾌감은 이루 말할 수 없다.

불행의 감정은 어릴 때 특히 많이 느꼈다. 신체적인 결함에서 이어지는 정신적 박탈감, 찢어지게 가난한 집, 신문배달의 고역이 함께 어우러진 비빔밥처럼 나는 늘 불행함을 느끼며 살았다. 가끔은 죽고 싶다는 생각도 함께하며 철없던 어린 시절을 잘 이겨냈다. 다행인 것은 그 속에서도 일탈하지 않았다는 것이다.

맨발걷기를 선택한 요즘에 느끼는 행복감은 말로 다 표현할 수 없다. 맨발걷기의 정신적 만족감은 이전보다 훨씬 더 크다. 발바닥을 통하여 전해오는 감촉을 느끼면 엄청난 카타르시스를 느낀다. 특히 머릿속으로 '맨발걷기는 몸에 정말 좋은 것이야.'라고 스스로 주문을 외우듯 하는 교육을 늘 스스로 하고 있는 이 순간 때문인지 행복감과 만족감이 물밀 듯 밀려온다.

특히 주말 혹은 공휴일에 떠나는 나만의 맨발여행은 행복감이 절정이다. 주중에는 대구 인근의 맨발명소 탐방에 나서고 시간이 많은 주말과 공휴일에는 전국 맨발투어에 나선다.

주로 내 차를 몰고 다님으로 원하는 장소에는 시간과 기름만 충분하면 언제든지 달려갈 수 있다. 창의성을 기르려면 낯선 장소에 가서 느껴야 제대로 머리를 힐링 할 수 있기 때문에 그러한 곳을 가려고 노력한다.

내가 다닌 곳은 충청도, 경상도, 전라도 삼도 위주의 여행이었다. 그 중에서도 가장 기억에 남는 장소는 대전 계족산, 문경새재, 전남 영광 물무산, 부산 땅뫼산, 백양산, 전남 광양 백운산 휴양림, 전북 순창 강천산 등이다. 이름을 들어 본 곳도 있고 생소한 곳도 많지만 생소하고 처음 간 곳일수록 행복감은 더했다.

행복감과 함께 늘 따라다니는 것이 감사함이다.

아프지 않고 원하는 곳을 마음대로 갈 수 있는 감사함, 행복할 수 있는 감사함, 가족과 내가 모두 건강함에 대한 감사함, 맨발걷기를 통해서 행복할 수 있도록 해주는 감사함 등 그것은 모두 끝이 없지만 그래도 늘 감사함을 입에 달고 산다.

무라카미 하루키가 말한 '소확행', 소소하지만 확실한 행복이 열 풍이다. 일상에서 느끼는 행복이 큰 것이 아니라 사소한 조그마한 일들에 의해서 행복을 느끼는 것이다. 퇴근길 들른 빵집에서의 느끼는 행복감, 주말 가까운 가족 산행에서 얻는 만족감, 이러한 것들이 우리에게 주는 행복감은 다른 어떤 것에 비해서도 크다. 흔히 큰 돈을 번다든지, 대저택을 산다든지 하는 것이 행복감을 준다고 생각할 수도 있지만 그러한 것은 그것을 뺏기지 않게 지켜야 한다는 새로운 불행이 생길 수 있다.

그래서 소확행이 더욱 부각된다. 이러한 측면에서 맨발걷기와 더불어 꾸준히 진행되고 있는 글쓰기 또한 만족감과 행복감을 더해주는 감초 같은 역할을 한다. 아직 맨발걷기보다는 많이 하지는 않았지만 삶에 더해주는 행복감은 최고이다. 맨발걷기, 독서, 글쓰기가 삼합이 되는 삶은 행복 그 자체이다.

5

열정과 집념

사람이 어떤 일에 열의를 가지고 집중하는 모습은 아름답다. 누구나 어떤 일에 열정을 가지고 집념을 불태우는 이유는 여러 가지이지만 대체로 우연한 기회에 찾아온다.

내가 아는 한 분은 개구리 모형 수집에 대단한 열정을 가지고 있다. 30여 년 전부터 시작되었으니 그 세월과 모은 작품만 해도 방한 칸 이상을 차지할 정도로 대단하다.

개구리 모형뿐만 아니라 양말, 찻잔 받침대, 쿠션 할 것 없이 생활 관련 용품은 기회만 되면 개구리 무늬가 있는 것으로 구입한다. 정말로 대단한 열정과 집념이다.

우연한 기회에 왜 그렇게 개구리 모형 수집을 열심히 하는지에 대해 물을 기회가 있었다. 의외로 대답은 아주 간단했다.

"30여 년 전 내 생일 때 친구들이 부피가 크고 모양도 그럴싸한 개구리 저금통을 사줬어요. 그게 가격이 쌌고 좀 있어 보여서 그렇게 한 것 같아요. 정작 그 친구들은 그 선물을 기억 못하더라고요. 그런데 그 저금통에 저금을 하게 되면서 개구리가 그렇게 예뻐 보이는 거예요. 그 당시에는 개구리 모형이 가격도 싸고 파는 곳도 많았어요. 그때부터 꾸준히 구입을 했고 지금까지 모으게 된 거예요. 아마도 나중에 박물관에 기증해도 될 것 같아요."

"남편 분이 뭐라고 하지 않으셔요?"라는 질문에 "한 달 월급의 10분의 1도 안 쓰는데 나 같이 돈 많이 버는 사람이 월급의 10%도 투자 안하니까 더 사라고 해요."라고 대답한다. 부창부수가 따로 없다. 부부 중 한 사람이라도 반대하고 싫어하면 할 수 없을 텐데 참 두 분이 잘 맞는다는 생각을 했다.

열정과 집념을 불태우기 위해서는 출발을 위한 동기가 있어야 하고 그것을 끊임없이 이어지게 하는 지속적인 동인이 있어야 한다.

올림픽이나 아시안게임, 전국체육대회 때 흔히 경기장을 밝히는 성화가 좋은 예이다. 처음 성화에 불을 붙이기 위해서는 성화 주자가 있어야 하고 그 사람이 불을 밝히는 순간 엄청난 박수와 함께 불이 활활 타오르기 시작한다. 만약 여기서 연료 공급을 중단한다면 불은 곧 꺼질 것이다. 그렇지만 지속적 연료 공급으로 경기 내내 불은 화력을 뿜낼 것이고 우리는 그것을 보면서 경기의 열정을 느낀다.

자동차에 시동을 걸면 스파크가 연료에 불을 붙이면서 출발하고 엔진은 계속해서 연료를 태우며 달린다. 중간에 연료가 다 떨어지면 붉은 연료 탱크 표시등에 불이 들어오고 주유소에 들러 급유를 한다. 만약 이러한 행동을 하지 않는다면 차는 멈추게 된다. 이러한 내적 동기와 지속적 동인은 자발적이어야 한다. 자발적이라는 것은 스스로 좋아서 해야 하고 남이 억지로 시켜서는 지속성이 떨어진다.

흔히 자식이나 아이들이 하는 공부나 독서도 마찬가지다. 책상에 앉아서 공부나 독서 좀 하려고 하는데 문 밖에서 "애야, 공부 좀 해라. 혹은 공부하고 있니?"라는 소리가 들리는 순간 바로 책을 덮어버렸던 경험은 누구나 가지고 있을 것이다. 마찬가지로 어떤 일을 할 때에도 자발성이 가장 중요하다. 이러한 자발성을 통한 내적 동기유발이 될 때 일의 지속성이 보장된다.

어릴 때부터 운동을 좋아했던 경험은 어디서 나왔을까? 선천적으로 타고난 것도 있었지만 주변 환경을 무시할 수 없다. 어릴 때부터 친구들과의 관계는 모두 산과 들에서의 놀이에서부터 시작되었다. 나의 놀이터는 뒷동산이었는데 동네 친구, 형, 동생 할 것 없이 모든 아이들이 그곳을 놀이터 삼아 놀곤 했다. 주된 놀이는 봄, 여름, 가을에 눈이 없을 때는 창던지기, 진 놀이, 축구 등이었고 눈이 오는 겨울에는 '갯마'라고 하는 눈썰매를 만들어 타고 놀았다.

창던지기의 주요 재료는 '오리나무'라는 이름의 나무다. 아래쪽이 굵고 위쪽으로 갈수록 가늘어지는 모습으로 창던지기 소재로는 딱이었다.

나무를 낫으로 베어 아래쪽을 팽이 깎듯이 뾰족하게 하면 흡사 창과 똑같게 되었다. 이것을 가지고 산 위쪽에서 아래쪽으로 누가 멀리 멀리 던지나 하는 시합을 한다. 산 위에서 아래로 던지는 맛이 일품이었다.

진놀이의 주 무대는 전봇대였다. 전봇대 사이가 50여 미터 정도였는데 그것을 사이에 두고 서로 진지를 뺏고 빼앗기는 놀이다. 이 놀이에서 가장 중요한 것은 예측 능력과 달리기 실력이다. 진을 찍기 위해서는 상대의 눈을 피해 살금살금 다가가야 했고, 찍고 난 후에는 전속력으로 달려 잡히지 않아야 했다. 결국 창던지기, 진놀이를 통해 지금의 육상 경기의 사전 체험을 하게 되었다.

겨울에는 눈이 많이 오는 지역 특성상 겨울 스포츠 관련 놀이를 많이 했다. 그 중 하나가 '갯마'인데 한 마디로 말하면 직접 만든 눈썰매다. 오동나무를 이용하여 썰매 날을 만들고 그 위에 나무를 덧대어 못 박으면 훌륭한 눈썰매가 되었다. 이 썰매를 타고 평창 올림픽 스켈레톤 만큼 속도는 내지 못하지만 산 위에서 아래로 달리는 스릴은 말로 다 표현할 수 없다.

이렇듯 어떤 일에 대한 열정과 집념을 가지기 위해서는 일을 시작하기 위한 동기나 환경, 그것을 지속적으로 유지시켜 주는 동인 등이 일체가 되어야 한다. 내가 맨발걷기를 시작하고 열정과 집념을 가지고 꾸준히 하고 있으며, 앞으로도 지속적으로 하고 싶은 계기를 만든 기회 또한 우연히 찾아왔다.

첫 시작은 안타깝게도 무릎 부상이었다. 아픈 무릎으로 어떤 운동도 하지 못하던 차에 맨발걷기에 도전하게 되었다. 그것이 계기가 되어 오늘까지 지속적으로 하고 있다.

맨발걷기를 열정과 집념을 가지고 계속 하는 이유는 뭘까?

한 마디로 나와 너무나도 잘 맞는다. 구체적으로 말하면 일단 편하다. 예전에 했던 많은 운동은 장비를 사기 위해 돈이 필요하고 기능을 익히기 위해 레슨을 받아야 하며, 실제 경기에서 제대로 되지 않

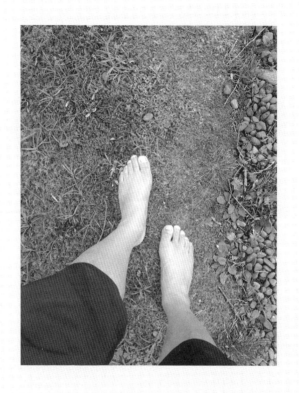

하나의 습관은 열정과 집념으로 승화되어
맨발걷기를 꾸준히 할 수 있는 윤활유가 된다.
지금도 지속적으로 맨발걷기를 하게 됨은
습관, 열정 및 집념의 상호작용으로 인한 것이다.

으면 스트레스도와 짜증이 함께 일어났다.

테니스를 열심히 칠 때의 일이다. 일반적으로 경쟁을 기반으로 한 운동 경기는 고도의 멘탈과 상대의 심리를 읽을 수 있는 전략이 기본적으로 필요하다.

평소 연약한 성격상 특별한 상황에 노출되면 기본적으로 많이 떠는 스타일이라 실제 경기에 들어서면 많이 위축되고 연습 때보다 경기를 제대로 하지 못하는 경향이 있다. 테니스에서도 마찬가지다. 시합만 들어가면 늘 상대방에 주눅 들기 일쑤였다.

경기에 지고 나면 기분이 우울하고 스트레스도 엄청 받으며 다시는 경기하고 싶지 않은 공황상태에 빠지게 된다. 그것도 잠시 다시 도전하기 위해 레슨을 시작한다. 레슨비도 적은 액수는 아니다. 꾸역꾸역 다시 시작한다. 연습 때는 잘하다가도 시합만 들어가면 죽을 쓴다. 물론 실전 감각에 대한 연습 부족도 한 몫을 했겠지만 빈곤의 악순환이다. 이렇게 해서 테니스를 그만 두게 되었다.

맨발걷기는 특별한 장비, 레슨비, 연습, 상대방을 이기기 위한 전략, 멘탈 그 어떤 것도 필요 없다. 오직 나에게 집중하고 열정과 집념으로 꾸준히 하면 된다. 장비로는 주변에 흙만 있으면 되고 겨울엔 두꺼운 옷과 장갑, 모자 같은 방한 장비만 있으면 그만이다.

두 번째로 생각을 많이 할 수 있다. 평소 생각이 많은 편이고 쓸데없는 걱정도 하지만 맨발걷기 이후 긍정적인 생각을 많이 한다는 것은 장점이다. 평소 스트레스를 받다가도 맨발로 흙을 만나기 시작하면서 부정적 감정은 온데간데없고 오직 나 자신을 사랑할 수 있는 놀라운 긍정적 경험을 가지게 된다.

하루를 정리하고 반성할 수 있는 최고의 행복 시간이다. 하루 온종일 바쁜 일과로 나 자신을 돌아볼 기회가 없지만 맨발걷기는 이것을 가능하게 해준다.

처음 시작할 때에는 얼마동안 할 것인지, 어떻게 할 것인지에 대한 특별한 고민이 없었지만 시간이 갈수록 나에게 가장 적합한 운동이라고 생각하면서 지속적으로 하게 된다.

열정과 집념을 가지게 되는 또 하나의 이유는 몸이 저절로 그 자리로 가고 있다는 것이다. 개인적으로 맨발걷기는 주로 새벽에 하는데 살면서 몸에 밴 습관이다. 어릴 때부터 신문배달로 단련된 새벽의 일상이 지금도 하나의 습관으로 남아 새벽이 되면 저절로 흙을 찾아가는 발을 발견하게 된다. 새벽이 나에게 가장 잘 맞고 신체적으로나 정신적으로 제일 좋은 때인 것 같다.

요즘도 새벽에 일어나면 기본적으로 해야 할 책 읽기, 글쓰기를 하고 난 후 반드시 40분 이상은 맨발걷기를 하기 위해 인근 운동장을 찾는다. 시간적 여유가 많은 주말에는 인근 산을 걷는다. 맨발로!

하나의 습관은 열정과 집념으로 승화되어 맨발걷기를 꾸준히 할 수 있는 윤활유가 된다. 지금도 지속적으로 맨발걷기를 하게 됨은 습관, 열정 및 집념의 상호작용으로 인한 것이다.

앞으로도 끝없는 열정과 집념으로 맨발걷기에 집중할 것이다.

6

부지런함

초등학교 3학년 때부터 시작된 신문배달은 '부지런함'이라는 긍정적인 요소를 신체적, 정신적으로 갖도록 만들어 주었다.

매일 새벽에 일어나는 것이 고역일 수도 있지만 그때마다 스스로를 채찍질하며 용케도 잘 버티었다. 그것이 하나의 습관이 되어 지금도 알람 없이 새벽엔 얼마든지 일어날 수 있다.

지금 시골에 계신 부모님도 새벽 일찍 일어나신다. 농사짓는 어르신들이 모두 그러하시듯 부지런한 일상을 보내신다. 특히 더운 날씨엔 새벽 일찍 일을 하시고 쉬신다. 그런 영향 때문이었을까? 나에게도 부지런한 습관은 쉽게 익숙해지게 되었고 지금의 모습으로 남아있다.

어릴 때 신문배달을 했던 탓에 초등학교 6학년쯤 되었을 때 신문지국을 인수하게 되었고 그때부터 아버지, 어머니도 새벽 배달을 하시었다. 아버지는 보통 새벽 2시 정도 되면 일어나시어 배달 준비를 하셨고 어머니는 새벽 4시 정도에 신문배달을 나가셨다. 참으로 힘든 여정일 텐데 아무 말 없이 꾸준히도 잘 헤쳐 나가셨다. 그 일을 거의 30년 정도 하셨으니 정말 대단한 두 분이시다. 그러한 영향을 고스란히 받은 나는 행운아다. 돈 주고도 배우지 못할 참 경험을 어렸을 때 했으니 말이다. 이런 것을 보면 가난이 곧 기회가 된다.

부지런함이 선천적일까? 후천적 노력일까? 생각해보면 개인의 습관과 밀접한 관련이 있다. 물론 선천적으로 부지런한 성격을 가지고 태어나는 사람도 있을 것이고 후천적 노력에 의해 길러질 수도 있다.

요즘은 창의성이다 개성이다 해서 개인의 근면함보다는 독특한 생각을 더 높게 보는 경향이 있다. 그렇더라도 성실, 근면의 꾸준함은 무시할 수 없는 삶을 결정하는 요소다.

위대한 발명가 에디슨도 타고난 선천성보다는 끝없는 노력으로 위대한 인물이 되었음을 우리는 잘 알고 있다. 부지런함은 끈기와 집념과도 밀접하다. 성실, 근면으로 표현되는 부지런함을 기르기 위해서는 끈기와 집념을 가지는 자세가 매우 중요하기 때문이다.

어떤 일을 해내고자 하는 끈기와 집념이 있다면 못 이룰 것이 없다. 부지런함의 대명사는 개미다. 개미 중에서도 일개미는 하루도 빠짐없이 일을 한다. 자기 몸이 부서져라 일을 하고 또 한다. 참 대단한 존재다. 개미는 왜? 일을 할까? 그렇게 하지 않으면 다른 개미들이 굶어 죽을 수도 있음을 본능적으로 알기 때문이 아닐까? 우리가 개미에게 많이 배워야 할 것들이다.

부지런함에는 어떤 요소가 필요할까? 바로 목표 설정이다. 그것도 긍정적인 목표다. 최근 우리 사회에는 각박한 현실을 반영하듯 한 방에 뭔가를 이루려는 사람들이 많다.

잘 알다시피 도박, 로또, 경마, 카지노 등에서 일확천금을 노리려는 시도를 한다. 그것이 옳고 그름을 떠나 사행성인 것에 지나치게 관심을 가지면 하루아침에 폐가 망신을 하는 경우가 많다. 자기가 가진 것만큼 투자하고 노력해서 뭔가를 얻으려는 시도가 필요한 이유다. 보통은 적은 노력으로 많은 결과를 바라기 때문에 문제가 된다.

한 번 실패하면 접어야 하지만 대출을 받고 그 대출은 또 다른 대출로 이어져 빈곤의 악순환이 된다. 특히 사채 같은 곳에 발을 잘못들여다 놓았다가는 눈덩이의 이자로 감당이 불감당이다. 이것이 문제다. 부지런함은 오로지 정당한 목표와 방향으로 나아갈 때만이 그 힘을 발휘한다.

우리나라는 노벨상 수상자를 목말라하고 있다. 노벨 평화상 이외에는 수상자가 없었기에 다른 분야에서의 수상자를 갈망한다. 이웃나라 일본은 어떤가? 다양한 분야에서 노벨상 수상자를 배출한다. 그 이유는 무엇일까? 한 분야에 대한 부지런함과 지속적 꾸준함 때문이 아닐까 생각한다.

'한강의 기적'이라는 말은 우리나라 경제의 눈부신 발전을 나타내는 상징적인 말이다. 불과 몇십 년 만에 경제의 부흥을 이룬 것은 대단한 결과다.

나는 삶은 달걀을 좋아한다. 달걀을 삶을 때는 먼저 냄비에 물을 붓고 일정 시간을 삶아야 맛있게 먹을 수 있게 된다. 반숙을 좋아하는지, 온숙을 좋아하는지에 따라 시간은 차이가 난다. 자칫 잘못하면 제대로 삶겨지지 않은 달걀이 될 수 있다. 이렇게 되는 이유는 조바심으로 인해 제대로 삶지 않았기 때문이다. 한낱 달걀 삶기에도 충분한 시간과 여유가 필요한데 하물며 다른 것은 어떨까? 굳이 말하지 않아도 알 수 있을 것이다. 중요한 것은 부지런함은 꾸준함이 동반되어야 제대로 된 결과가 나타날 수 있다는 것이다.

맨발걷기도 부지런함이 필수다. 특히 새벽 시간대를 좋아하는 나로서는 일찍 자고 일찍 일어나는 부지런함을 늘 몸에 배도록 한다.

그렇게 하기 위해서는 자기 관리가 필수다. 몸이 아프지 않도록 해야 하고 술자리를 줄여야 한다. 나에게 새벽과의 만남을 가장 방해하는 것은 술이다. 술을 마시면 신체적, 정신적으로 나에게 집중하지 못한다. 피곤함에 절어 새벽을 잃어버리게 된다.

새벽 기상으로 글쓰기, 책읽기, 맨발걷기의 삼종 세트가 이루어지는 날은 행복한 일상이요, 그렇지 못하면 반대가 된다. 새벽과 부지런함이 떼려야 뗄 수 없는 실과 바늘이 되는 이유다.

7

습관

맨발걷기를 매일한다. 하루도 빠짐없이 하고 있으니 스스로도 신기하고 놀랄 따름이다. 평생을 두고 꾸준히 어떤 일을 한 적은 숨쉬고, 밥 먹고, 화장실 가고, 자는 것 이외에는 없었던 것 같다.

특히 맨발걷기처럼 매일매일 즐기며 나 자신에 집중한 일은 존재하지 않았다. 아래의 소감록은 이런 기분을 잘 나타낸다.

 이제 맨발걷기는 하루 세끼 밥 먹고 잠자고 일하는 일상적 모습이 되었다. 습관이 승화되어 운명이 되어가고 있는 듯하다. 꾸준함의 비밀을 몸소 체험하고 있는 중이다. 새벽 누가 시키지 않아도 저절로 일어나 움직이는 자율신경계가 작동된다. 그게 더 신기한 일이다. 더불어 자아 존중감 또한 서서히 만들어진다. 참 고마운 일이 아닐 수 없다.(맨발걷기 208일차 소감록)

습관은 참 중요하다 이러한 습관이 제대로 이뤄지도록 하기 위해서는 무의식중에 나타나도록 하는 것이 관건이다. 예전에 테니스 레슨을 많이 받았다. 1주일에 4일, 한 번에 20분 정도의 시간 동안 코치가 공을 뿌려주고 그것을 받아치거나 발리, 스매싱 등을 연습한다.

이렇게 하는 이유는 실제 시합에서 연습한 것들이 무의식중에 저절로 나오도록 하기 위함이다. 테니스 기술의 종류에는 포핸드 스트로크, 백핸드 스트로크, 발리, 스매싱, 서브 등으로 나눈다. 이 중에서 포핸드 스트로크나 백핸드 스트로크, 스매싱, 서브 등은 어느 정도 자신이 컨트롤 할 수 있고 칠 수 있는 시간이 주어지지만 발리 같은 경우는 상대가 리시브 한 공을 눈 깜짝할 사이에 받아 넘겨야 하기 때문에 여간 어려운 일이 아니다. 그래서 항상 집중 연습을 하곤 했다. 처음 연습을 할 때는 그립 잡는 것부터 시작해서 무릎 낮추기 등의 신체 동작으로 순식간에 공을 받아 넘기는 연습을 한다.

레슨 받는 동안에는 어느 정도 익숙해지지만 실제 시합에서는 공이 라켓 프레임에 맞거나 동작이 늦어 아웃되는 경우가 많다. 특히 시합에서는 상대 선수가 좋게 공을 넘겨주지 않기 때문에 고전을 면치 못한다. 무의식의 습관이 필요한 이유다.

"습관이 바뀌면 운명이 바뀐다"라는 말이 있다. 맨발걷기 이후 새벽에 집중하는 삶을 산다. 보통 4시에서 5시 사이에 일어나 책을 읽고 글을 쓰며 맨발걷기를 위해 흙을 찾아 나선다. 꾸준한 습관을 위해서는 이런 훼방꾼을 과감히 버려야 한다. 물론 몸과 마음이 그렇게 변하고 있다. 예전에 비해 술자리 횟수가 점점 줄고 있는 것을 보면 알 수 있다. 맨독글 습관화가 좋은 이유는 신체와 정신이 건강해지고 가족에게 집중하며 술자리의 줄어듦으로 행복이 저절로 찾아오게 되는 것이다. 습관이 운명을 바꾼다는 말이 실감나는 순간이다. 특히 생각이 중요하다. 생각을 긍정적으로 하면 무의식중에도 긍정적 마인드로 변하게 된다. 긍정적인 생각은 주변의 모든 좋은 것들을 끌어오게 한다. 평소에 좋은 생각을 하고 좋은 것들만 보려고 하는 이유다. 아래 소감록은 그러한 것들을 잘 나타낸다.

 난 요즘 맨똑글 실천에 한창이다. 맨발걷기, 독서, 글쓰기 세 가지는 거의 일심동체 부부인 양 닮은 구석이 참 많다. 새벽형인 생활패턴에도 딱 들어맞다. 누가 하라고 강요하지 않았지만 운명처럼 내게 다가와 친구처럼 거리낌 없이 지낸다. 참 신기하다. 물론 쉬운 일은 아니다. 회식이나 모임이라도 있으면 깨지기 일쑤니까. 그래도 실천하려는 의지 속에 반대행위가 줄어들고 있다는 자체만으로도 성공이다.
말이 바뀌면 생각이 바뀌고, 생각이 바뀌면 행동이 바뀌고, 행동이 바뀌면 습관이 바뀌고, 습관이 바뀌면 운명이 바뀌는 것처럼 새로운 습관형성에 전심전력을 다하는 중이다.
"그렇게 하면 뭐가 좋은데?"라고 물으면 좋다고 하는 것이 아니라 그렇게 해야만 하는 운명에 놓여 있다고 말하고 싶다. 모든 게 정해진 운명인 것처럼 내게 다가왔으니까(맨발걷기 194일차 소감록)

맨발걷기 이후 자신을 사랑하게 되고 긍정적 마인드로 세상을 바라보기 시작했다. 자아존중감이 점점 좋아지게 된 것이다. 독서와 글쓰기를 하면서 한층 더 강화되고 있다. 특히 글쓰기 같은 경우는 뼛속 깊은 내면세계에 들어있는 모든 감정들을 쏟아부어낼 수 있어 긍정적 자아상 확립에 매우 좋은 습관이 된다.

습관은 어떻게 만들어질까? 꾸준함이 비밀이다. 말콤 글래드웰의 《아웃라이어》에 나오는 일만 시간의 법칙에서도 볼 수 있듯 하루도 빠짐없이 꾸준하게 뭔가를 하는 것이 습관 형성에 절대적이다. 자신이 가장 좋아하는 것을 하면 습관 형성이 더 잘 된다. 동기유발이 잘 되기 때문이다.

맨발걷기를 그렇게 좋아하게 될 줄은 꿈에서도 몰랐다. 처음엔 하찮은 것으로 생각했지만 무릎 부상 이후 매일 하고 있다는 것이 믿기지 않는다. 다윗이 골리앗을 이긴 것처럼, 떨어지는 물이 바위를 뚫듯 어느 한 가지를 꾸준히 하는 습관의 힘은 위대하다.

꾸준함의 습관은 전이된다. 긍정적인 생각, 행동, 습관의 꾸준함으로 모든 일이 긍정적으로 변하게 되는 것을 보면 알 수 있다.

맨발걷기를 꾸준히 하다 보면 독서, 글쓰기도 꾸준히 하게 되고 그러한 습관은 긍정적인 사고 형성에도 도움이 된다. 그러한 꾸준한 삶은 나의 운명까지 긍정적으로 만들어주게 되어 슈퍼전이가 된다.

습관이 운명을 바꾼다는 말을 몸소 실천하고 있는 지금의 나를 말로 다 표현하는 것은 불가능하다. 어린 시절의 경험이 중요한 이유다.

처음 습관 형성에는 자신의 노력이 절대적이다. 작심삼일이라는 말처럼 어떤 일을 시작할 때에는 처음 삼 일이 고비다. 삼 일이 지나면 일주일, 일주일이 지나면 이십일일. 이십일일이이 지나면 백 일 등으로 고비되는 지점이 있다. 그러한 고비를 잘 넘기고 나면 몸과 마음이 습관 유지의 버팀목이 된다.

또한 습관 형성을 위해서는 그 일을 최우선시 하는 마음의 태도가 필요하다. 어떤 일을 하기 위해서는 우선순위가 있다. 보통 사람들은 바빠서, 시간이 없어서라는 말을 많이 한다.

"바빠서 맨발걷기 할 시간이 없다. 시간이 없어서 책을 못 읽는다. 다른 일 해야 해서 글쓰기를 못한다."

그러한 마음가짐으로는 습관이 만들어지지 않는다. 인간은 태어날 때부터 바빴다. '응애' 하고 우느라 바빴고 우유 먹느라 바빴으며 자느라 바빴다. 한 순간도 바쁘지 않은 적은 없었다. 그것은 핑계다. 아니 핑계를 대기 위한 변명이다. 어쩌면 그 일이 하기 싫어 핑곗거리를 찾고 있는 줄도 모르겠다. 좋은 습관을 위해서는 그 일을 가장 최고의 우선순위에 두어야 하고 생각과 마음을 집중하며 꾸준히 하는 것이 정답이다.

처음엔 그렇게 되기 어렵지만 일단 어느 정도 습관화가 되면 자동화 시스템이 몸에 배어 저절로 그 일을 하게 된다.

이것이 바로 습관의 놀라운 힘이다. 한 번 이루어진 습관은 좀처럼 바뀌지지 않는다. 특히 나쁜 습관은 더 그렇다. 습관을 고치기 위해서는 엄청난 노력이 필요하다. 어떤 충격적 일을 겪고 나면 물론 더 잘 고칠 수도 있겠지만……

맨발걷기 습관을 만들기 위해서는 몸과 마음을 집중해야 한다.

일단 습관이 만들어지면 신체와 정신이 그것을 유지하기 위해 저절로 노력하게 된다. 내가 바뀌면 가족이 행복해지고 가족이 행복해야 국가가 튼실해진다는 것을 명심하고 맨발걷기 습관을 한 번 만들어보자.

천지인 체조

하늘, 땅, 사람은 뗄 수 없는 밀접한 관계를 가지고 있다. 예로부터 천지인으로 부를 만큼 친밀한 사이다. 머리, 맨발, 팔을 이용하여 체조를 만들고 싶었다.

맨발걷기를 하며 가장 힘들었던 계절은 겨울이다. 눈이라도 내리는 날은 머리가 깨질 듯 시리다. 처음에는 팔을 앞뒤로 빠르게 흔들거나 발을 빨리 디뎌보았다. 추위를 이기기에는 한계가 있었다. 어떻게 하면 추위를 이겨낼 수 있을지 여러 가지 고민을 했다. 어떤 날은 산과 숲을 찾아 추위를 이기기도 했다. 오르막 경사가 있어 열 발산이 더 쉽다는 장점을 이용했다.

그러던 어느 날, 아내가 다니던 헬스클럽에서 상체를 발달시키기 위해 팔 휘돌리기를 한다는 이야기를 들었다. 순간 그 동작을 이용해 추위를 이길 맨발걷기 체조를 만들고 싶다는 생각이 들었다. 제자리에서나 이동하면서 맨발로 걸을 때 어떻게 하면 유연하게 체조를 할 수 있을지 고민 끝에 탄생한 체조가 '천지인 체조'다. 하늘과 땅, 사람을 생각하며 걷는다는 생각을 펼친 체조다. 머리는 하늘, 맨발은 땅, 팔은 사람을 가리킨다는 마음으로 '천지인 체조'를 만들었다.

구체적인 동작은 다음과 같다. 체조는 총 여섯 박자로 이루어진다

1. 하나, 둘, 셋, 넷, 다섯, 여섯 숫자를 마음속으로 헤아리며 걷는다.
2. 첫발은 왼발로 시작한다.
3. 하나, 둘에 팔을 뒤로 휘돌리며 고개는 하늘을 본다.
4. 셋, 넷에 팔을 앞으로 휘돌리며 고개는 땅을 본다.
5. 다섯에 고개를 왼(오른)쪽으로 돌리며 팔을 안쪽 교차시킨다.
6. 마지막 여섯에 고개를 왼(오른)쪽으로 돌리며 팔을 바깥쪽으로 펼친다.

천지인 체조는 제자리에서 또는 걸어가면서 할 수 있다.

1. 하나, 둘에 위를 바라보며 '하늘'을 생각한다. 광활한 우주를 바라보며 나를 우주에 던진다.
2. 셋, 넷에는 아래를 바라보며 '땅'을 생각한다. 낮은 자세로 겸손을 배우는 마음으로 땅을 디딘다.
3. 다섯에는 왼쪽, 여섯에 오른쪽을 고개를 돌리며 팔을 안쪽으로 한 번, 바깥쪽으로 한 번 교차시킨다. 이것은 사람을 생각하는 단계다. 사람은 많은 인간관계를 바탕으로 산다. 그 속에서 나를 어떻게 나타낼 것인지를 고민해본다.

천지인 체조를 하면, 다음과 같은 장점이 있다.

첫째, 하늘, 땅, 사람을 생각하며 세상을 잘 살아가기 위한 튼튼한 마음을 기를 수 있다.

둘째, 몸에 열이 발생하여 추위를 이길 수 있다. 겨울을 거뜬히 이겨 낼 수 있는 체조다.

셋째, 팔을 앞, 뒤, 좌·우로 휘돌리며 팔 근력·근지구력 및 어깨 유연성을 기르는 데 적합하다.

넷째, 고개를 위, 아래, 좌·우로 흔들면서 목의 유연성을 기르는 데 적합하다.

다섯째, 팔과 다리, 목을 박자에 맞추어 움직이며 협응성을 기르는 데 적합하다.

꾸준한 연습으로 몸과 마음을 튼튼하게 만들 수 있는 장점이 많은 체조다.

맨발걷기는 명상

맨발걷기는 명상이다. 맨발로 대지를 걷다 보면 수많은 생각이 떠오른다. 그 생각 중 어느 하나에 집중, 몰입하며 걸어본다.

맨발걷기 하며 길게 호흡을 들이마시거나 내쉬다 보면 몸과 마음 속 찌꺼기가 모두 분출되는 경험을 하게 된다. 이 때 천천히 걷기를 권장한다. 빨리 걸으면 걷는 행위에만 집중하여 생각을 놓치기 쉽다. '느림의 미학' 관점에서 맨발로 대지를 누비며 특정한 대상에 집중하며 생각의 끈을 잡는다.

오감 맨발걷기처럼 어느 하나의 감각에 집중해보는 시간을 가지는 것도 좋다. 그중 가장 좋은 것은 발바닥 감각에 집중해보는 시간이다.

학교 운동장을 걸을 때와 공원, 산과 숲, 해변을 걸을 때 각각의 장소에 따라 받아들이는 감각은 제각각이다. 같은 곳이라도 '언제 걷느냐? 얼마나 걷느냐? 누구와 걷느냐?'에 따라 다르다. 맨발로 걸을 때 혼자 걷기를 좋아하고 권장하는 이유는 자신에게 집중하여 나를 찾을 수 있는 유일한 시간이기 때문이다. 바쁜 일상에서 자신에게 오롯이 집중할 수 있는 시간을 가지는 것은 쉽지 않다.

맨발로 걸으며 생겨나는 생각이나 느낌, 열에너지 전달 등 다양한 감각을 느끼며 걷는 습관을 들이면 나를 객관적으로 바라볼 수 있게 된다.

chapter 3

왜 맨발걷기인가

맨발걷기는 자연치유의 면에서 굉장한 의미를 가지고 있다. 흔히 맨발걷기를 시작하면 자세는 어떻게 해야 하는지, 속도는 얼마나 빨리 걸어야 하는지, 보폭은 어느 정도여야 하는지 같은 외형에 신경을 많이 쓴다. 나의 맨발걷기 첫 경험은 끊임없이 이어지는 생각의 연결고리로 머리가 시원해지고 스트레스가 확 날아가는 느낌이었다. 그 결과 발바닥과 뇌와 어떤 관계가 있을까에 집중하게 되었고 맨발 관련 책을 대량으로 구입해서 집중공부를 하게 되었다. 맨발걷기와 공부와의 자연스러운 만남이 이루어지는 순간이다.

1

운동 마니아

나의 어릴 적 꿈은 축구 선수였다. 이처럼 사람은 누구에게나 꿈이 있다. 특히 어릴 때일수록 꿈의 크기가 이상적이어서 커다란 목표를 세우곤 한다. 그러다 성인이 되어가면서 점차 구체적이고 현실적인 방향으로 수정해간다. 꿈은 원대하고 크게 꾸는 것이 좋다고 한다. 그만큼 위대한 인물이 될 수 있기 때문이다.

이유야 어쨌든 축구를 좋아했고 꾸준히 했기에 그렇게 꿈꾸었다. 지금 생각해보면 철없는 시절의 애교 있는 모습이다. 그 시절 할 수 있는 놀이라고는 축구밖에 없었고 엄청난 인기의 사회 분위기도 한몫을 했다. 2002년 한·일 월드컵 4강 신화, 2018년 러시아 월드컵 독일 격파의 모습과도 흡사하다. 일단 공만 있으면 장소 불문하고 찰 수 있었기 때문에 누구나 축구를 좋아했고 나 또한 그러한 꿈을 가지게 되었다.

초등학교 고학년이 되면서 야구를 좋아하게 되었다. 프로야구 출범과 더불어 야구도 축구 못지않게 인기 있는 종목이었다. 축구와 야구는 그때나 지금이나 늘 인기 있는 종목인 것을 보면 우리 국민은 스포츠를 참 좋아하는 것 같다. 물론 나도 스포츠 애호가여서 축구 선수의 꿈이 야구선수로 바뀌게 되었다. 초등학교 시절 반 아이들과 한창 야구를 즐겁게 하고 시합도 했다. 주로 포지션은 투수를 했는데 힘이 너무 세서 파워 조절이 잘 안 된 당시에는 폭투를 가끔 던지곤 했다. 투수를 잘한 것은 아니지만 당시의 분위기상 투수가 가장 좋은 포지션으로 인식이 되었기에 투수를 맡았다. 야구 선수의 꿈은 그렇게 시작되었다.

야구선수의 꿈이 복싱선수로 바뀐 계기는 복싱 붐과 더불어 시작되었다. 이름만 들어도 알 수 있는 기라성 같은 복싱선수들의 세계 챔피언 벨트 획득 소식은 어린 나의 가슴에 복싱이 정말 남자답고 멋진 스포츠라는 인식을 가지게 했다. 그와 동시에 복싱선수의 꿈도 가지게 되었다. 물론 체계적으로 운동한 것은 하나도 없다. 그저 운동은 마음 한 구석 추억의 어린 꿈이었다.

어릴 때부터 새벽 일찍 일어나는 근면, 성실의 습관이 몸에 배었다. 그래서 체력은 누구보다도 자신 있었다. 특히 뒷동산을 아지트 삼아 즐겼던 창던지기, 달리기, 술래잡기 등의 경험은 기초체력을 왕성하게 만들었다.

그러한 이유로 운동 실력도 좋았다. 우리 학교에는 육상부가 있었다. 육상은 보통 트랙과 필드로 나뉜다. 트랙은 달리기라고 말하는 것으로 트랙 혹은 선이 그어진 운동장을 달리는 종목이다. 초등학생들을 대상으로 하는 80m, 100m, 200m를 단거리라고 하고 800m

를 장거리, 육상에서 유일한 단체종목인 400m 이어달리기가 있다.

반면 필드는 멀리뛰기, 높이뛰기, 포환던지기로 이루어진다. 중학생 이상부터는 이외에도 원반던지기, 창던지기 등의 종목이 추가되지만 초등학생에게는 세 종목이다. 심폐 지구력이 좋았던 내가 좋아했던 종목은 장거리였다. 순발력이 좋아 단거리 달리기도 출발은 좋았으나 뒷심이 부족했다.

운동을 좋아했던 그 시절 육상부에 뽑혔다. 그것도 필드 종목인 멀리뛰기 학교 대표 선수였다. 지금 생각해보면 웃음이 나온다. 키도 매우 작았고 단거리 달리기 실력도 그렇게 좋지 못했던 내가 멀리뛰기라니. 그만큼 소규모 학교여서 그런 것이 아닌가 싶다. 우리 학교는 면소재지였기 때문에 군 대항 육상대회에 나갔다. 멀리뛰기는 발 구름이 매우 중요하다. 아무리 멀리 뛰더라도 구름판을 제대로 밟지 못하면 파울이다. 세 번 파울하면 실격이다. 그래도 다행히 파울은 하지 않았다. 시합에서 제법 힘껏 뛰었지만 실력 부족으로 기록이 좋지는 않았다. 당연히 참가에 의의를 두었다. 지금 생각해보면 좋은 추억의 한 페이지를 장식한 재미있는 경험이었다.

시합을 마치고 난 후 멀리뛰기에서 장거리 선수로 바뀌었다. 선생님이 보시기에 멀리뛰기 선수로는 역부족이었던 것 같다. 장거리 선수도 쉬운 것은 아니어서 엄청난 강도의 훈련을 했다. 1주일에 두 세 번은 하루 4km 정도 뛰었다. 학교를 벗어나 아스팔트 도로를 달리는 연습이었는데 왕복 4km의 순환 코스였다. 처음 출발할 때는 편안한 마음으로 시작하지만 반환점을 돌아오는 순간에는 숨이 턱까지 차오르면서 죽을 맛이었다. 조금만 더 뛰면 숨이 차서 바로 쓰러질 것 같은 절대 절명의 위기였지만 무사히 연습을 마치게 되었다.

지금 생각해보면 800m 연습은 장거리와 단거리를 적절히 섞어서 하는 것이 맞는데 그때는 무작정 먼 거리를 뛰는 연습만 반복했다. 그러한 연습 과정을 거쳐 시합에 나가게 되었다. 선천적으로 육상에 대한 타고난 능력이 있었던 것은 아니지만 대회 참가라는 추억은 흐뭇한 기억으로 남는다. 성인이 되어 마라톤 시합에 참가하고 꾸준한 기록을 가지게 된 것도 이때의 연습이 밑바탕이 된 것이 아닌가 생각한다.

다음으로 하게 된 것은 던지기였다. 멀리뛰기, 장거리를 하고 난 후 우연한 기회에 다른 선생님께서 공 던지기를 한 번 해보라고 한 것이 계기였다. 친하게 지내던 다른 친구들은 모두 육상부를 그만두고 그 자리에 내가 대신 들어갔다. 그 친구들과 함께하고파 들어갔지만 혼자 남게 되어 여간 쓸쓸한 것이 아니었다. 공던지기는 시합에는 나가지 않고 학교 연습만 하고 끝냈다.

초등학교 시절 꿈이 축구선수, 야구선수, 복싱선수로 변했고 육상부에서 멀리뛰기, 장거리 선수로의 추억을 경험하게 된 것은 소중한 추억으로 남는다. 지금 돌이켜 보면 그런 경험을 만들어주신 선생님과 타고난 체력을 갖도록 해주신 부모님께 너무 감사드린다.

신문배달을 통한 기초체력과 운동에 대한 경험을 바탕으로 서서히 운동 마니아로서의 내 모습이 만들어졌다. 중·고등학교 시절에는 학교 공부로 인해 운동을 하지 못했지만 대학입학 후 동아리 활동

등으로 꾸준히 운동했다. 대학교 때는 기숙사에 있었는데 매일 새벽 6시 학교 체육관에서 2시간 정도 꾸준한 운동을 할 수 있었다. 그 당시 체육관 근무를 하셨던 아저씨와 함께 매일매일 헬스, 달리기, 농구공 던지기 등의 새벽 운동을 했다.

대학 졸업 후 꾸준히 한 운동은 수영, 테니스였다. 수영은 수영장에서 2년 정도를 배웠고 스킨스쿠버 연습까지 할 정도로 관심이 많았고 테니스는 꾸준히 쳤다.

그러면서 관심을 가지게 된 것은 등산이었다. 산은 어머니 품처럼 따뜻했고 모든 것을 포용해주는 엄청난 공간이었다. 그래서 매일 산과 함께했다. 그때도 새벽시간을 이용했다. 그와 동시에 시작한 운동은 마라톤이다. 타고난 체력과 초등학교 시절의 장거리 연습이 도움이 되었는지 마라톤은 내 체질에 딱 맞았다. 다른 사람과 승부를 펼침으로 인한 스트레스도 없고, 남의 눈치 볼 필요 없이 오로지 나 자신과의 싸움인 점이 너무 좋았다. 그날의 컨디션, 사전 연습, 체력 등 모든 것을 나에게 집중했다. 기록도 나와의 경쟁이었다. 기록이 나쁘다고 해서 슬프거나 우울할 일이 없었다. 완주의 기쁨은 더할 나위 없이 좋았다.

마라톤에 열심히 참가했다. 처음 출전한 거리는 10km였다. 10km라는 종목이 마라톤이라고 하기에는 짧았지만 그래도 나에게는 대만족이었다. 첫 대회 기록인 48분 30초. 초보치고는 제법 괜찮은 기록이었다. 10km, 하프, 풀코스에 도전하는 것이 내 목표였는데 10km 7번 정도를 뛰고 하프에 도전했다. 그때 첫 기록이 1시간 55분 정도 되었으니까 하프 기록도 꽤 괜찮았다. 하프 종목에 대한 경험 부족으로 엄청난 허기의 고통을 느끼면서도 마라톤 하프 첫 입문이라는 쾌거로 나를 더욱 사랑하게 되는 계기가 되었다.

어쩌면 이 운동이 나에게 최고로 잘 맞는 마지막 운동이 될 수도 있다는 확신을 가지고 마라톤에 참가했다. 두 번째 참가는 7월의 한여름. 누가 봐도 엄청난 더위와의 싸움이었다. 그날 체감 온도가 36도 정도 되었으니까 체력, 더위, 나 자신 세 가지, 삼중고와의 경쟁이었다. 2시간 8분 정도의 기록으로 무사히 완주를 마쳤다.

그런데 마라톤을 하면서 내가 간과한 것이 한 가지 있었다. 바로 근력 운동이었다. 평소 체력에는 자신이 있었던바 근력 운동을 소홀히 한 것이 화근이 되었다. 대회에 참가하기 위해서는 매일 꾸준히 근력 운동과 달리기를 병행해야 하는데 그렇게 하지 않고 한 1주일 정도 연습하고 참가하곤 했다.

당연히 부상이 생길 수밖에 없었다. 아니나 다를까 2017년 8월 초. 부상 악몽의 운명이 시작되었다. 바로 왼쪽 무릎 반월상연골판 파열이라는 진단을 받게 되었다. 그날의 불운과 더불어 마라톤과의 아쉬운 작별의 시간을 가져야 했다. 그야말로 청천벽력 같은 소식이었다. 운동 마니아로서의 모든 것이 그대로 정지되고 숨이 멎는 사형선고와 다를 바 없는 순간을 맞이했다. 무릎 부상은 내 인생 전부와도 같았던 마라톤을 나로부터 빼앗아갔다.

2

무릎 부상

1993년 12월 27일 월요일 새벽 4시 55분. 사흘 후 임용고시 1차 필기시험을 앞두고 마지막 리허설을 준비하던 그날은 새벽부터 눈발이 날리며 몹시 추웠다. 정안수를 떠놓고 소원을 빌던 조상들의 마음으로 목욕탕을 향했다. 목욕은 '수신제가치국평천하' 중 수신의 수행된 의식이었고, 컨디션을 최고로 끌어올리기 위한 최고의 방법이었다. '고시'라는 단어 앞에 떠오르는 엄숙함과 긴장감을 극복하기 위해 몰입과 집중을 했다.

모든 과정을 마치고 자전거를 타고 학교 도서관을 향하던 그날. 모든 일에는 고통이 따른다는 것을 보여주듯 하늘에서 새하얀 물체가 나의 앞을 가로막았다. 눈이 가로막으니 눈을 뜰 수가 없었을 뿐만 아니라 앞으로 나아가는데 방해되었다. 고난의 시작이었다. 학교 앞 횡단보도에 자전거를 세우고 신호등이 녹색불로 바뀌기를 기다렸다. 새벽녘이어서 한기를 심하게 느꼈고 그대로 있기에는 살이 떨려 제대로 서 있을 수조차 없었다.

신호등은 빨간 불이었지만 마음속에서는 어서 가라고 재촉했다. 날씨도 날씨이거니와 1분이라도 더 책을 보고 싶은 간절함이 출발을 부채질 했다. 좌우를 살펴보니 차도 없고 '설마 새벽인데 괜찮겠지?' 하는 안도감이 나도 모르게 설설 페달을 밟도록 만들었다. 그 마음이 점점 강해지면서 결단을 내렸다. '그래, 간다. 빨리 빨리.'라는 마음과 함께 횡단보도를 건넜다. 그 당시가 지하철 1호선 공사 중이라 가운데 부분에 노란 안전펜스가 설치되어 있었다. 안전펜스라는 말이 암시하듯 가운데 부분까지는 무사히 도착했다. 달나라에 최초로 도착한 암스트롱이 떠올랐다. 남은 거리는 단숨에도 내달릴 수 있는 짧은 거리였다. 이제 저 거리만 넘으면 평화의 땅으로 도착한다는 마음으로 페달을 힘껏 밟았다.

아뿔싸! 페달을 서서히 밟는 순간 우측 편에 자동차 헤드라이트 불빛이 보이기 시작한 것이었다. '갈까, 말까, 에이 가자.'라는 결론이 내려지는 순간 페달을 더욱 힘차게 밟았다. 그 당시 다리 운동을 하기 위해 자전거 기어를 천천히 움직이도록 한 것이 불운의 시작이 될 줄은 미처 몰랐다. 자전거는 천천히 움직였고, 불빛을 본 순간과 동시에 그 다음은 기억이 나지 않았다. 마치 수술실을 들어간 후 천장의 불빛을 본 이후의 기억이 깜깜한 것과 같은 상황이다. 내 생애 처음으로 맞는 자동차 교통사고였다. 그와 동시에 병원 입원의 첫 기록도 세웠다.

내 생애 처음으로 자동차와의 힘겨루기를 한 그날은 평생토록 잊혀 지지 않을 추억을 내게 선물했다. '여기는 천국일까? 지옥일까?'

날씨는 엄청 추웠고 다리는 움직일 수 없었다. 자전거는 온데간데없고 머리에는 외계인인양 혹이 떡하니 자리 잡았으며 코에는 패배의 상징인 쌍코피가 터졌다. 그야말로 아수라장이었다. 응급실로 긴급 후송된 내가 외친 한 마디는 "저 괜찮아요. 도서관 가야 해요"였다. 그만큼 임용고시가 주는 부담감은 대단했다. 정신 상태의 멀쩡함이 응급실에 올 만큼 심한 상태가 아님이 판명된 후 옮겨진 곳은 인근 신경외과였다. 거기서 3주 정도의 입원 후 다시 일반인으로 사회에 환원되었다. 그때 왼쪽 무릎과 오른쪽 복숭아 뼈 두 곳이 가장 심하게 다쳤다. 특히 왼쪽 무릎 이상 징후는 이후에도 심한 운동이 있은 후에는 습관처럼 고질적으로 나타났다. 그게 바로 '상처'라는 훈장을 무릎에 달게 된 최초의 사건이었다.

무릎이 정상이 아님을 다시 확인하는 계기가 있었다. 지금으로부터 20여 년 전은 겨울 스포츠의 꽃이라 불리는 스키에 한창 맛을 들이던 때였다. 그날은 날씨가 잔뜩 흐렸다. 금방이라도 비가 내릴 듯했고 기온도 매우 낮았다. 약간 진눈깨비 같은 형태의 물체가 하늘에서 내려오는 그런 날이었다.

다른 날과 마찬가지로 스키를 대여하고 부츠를 신은 후 리프트를 타고 정상을 향했다. 스키는 무릎을 굽혀서 타는 종목으로 신체의 하중이 무릎에 집중적으로 전달되기 때문에 무릎 운동이 필수적이다. 그러나 보통은 준비운동 없이 바로 정상에서 타고 내려오기 일쑤다. 정말 잘못된 것인 줄은 알지만 습관적으로 그렇게 해 오고 있었다. 그러한 이유로는 리프트를 타려고 기다리는 행렬이 끝없이 펼쳐지기 때문에 조금이라도 더 많이 타기 위해서는 리프트에 빨리 가야 하기 때문이다.

여하튼 평상시와 전혀 다를 바 없는 행동으로 리프트를 탔고 목적지를 향했다. 추운 날씨지만 지속적인 하강으로 신체의 열이 발생했고 반복된 활동으로 특별히 춥다고는 느끼지 못했다. 일상의 반복된 생활은 늘 특별함을 느끼지 못하게 했고 그날도 무사히 지나갈 것이라는 착각을 만들기에 충분했다. 함께 간 일행과 아무 탈 없이 무사히 집으로 돌아왔다. 문제는 그 다음 발생했다. 잠시 잠을 자고 일어나 화장실을 가려고 발을 디디는 순간 왼쪽 다리를 전혀 짚을 수가 없었다.

"어! 왜? 이러지?"

"올 때까지 멀쩡했는데 갑자기 왜 이럴까?"

순간 당황한 마음을 잡을 수가 없었다. 정말 큰일 났다는 생각이 들었고 아는 형님께 전화를 해서 그 형의 자가용으로 병원으로 긴급 이송되었다. 정형외과 X-ray 촬영 결과 뼈에 특별한 이상은 발견되지 않았고 인대가 다쳤다는 말만 들었다. 인대 부상에 최상의 처방은 깁스였다. 그것도 허벅지까지 이어지는 통 깁스. 무릎 아래까지의 깁스와 달리 무릎을 굽힐 수 없기 때문에 불편함이 이만저만이 아니었다. 특히 화장실 가는 게 가장 큰 고통이었다.

'왜? 스키를 타고 아무 일 없이 집으로 돌아왔는데 무릎의 고통이 시작되었을까?'라는 의문이 끝없이 꼬리를 물었다. '깁스를 해야 할까?'하는 의심이 계속 생겼다. 그때 내린 결론은 교통사고로 생긴 무릎 부상의 후유증 때문이라는 것이다. 교통사고의 상처는 그 이후로도 꾸준히 나를 괴롭히는 훼방꾼으로 남았다.

선천적으로 상체 발달형의 체격이었기에 어릴 때부터 하체와 관련된 부상이 많았다. 게다가 교통사고 후유증까지 겹쳤으니 다리가 성할 리가 없었다. 무릎이 고장 나기 전에는 테니스라는 운동에 미쳐 있었기 때문에 왼쪽 무릎에 가해지는 부담이 상당했다. 무릎에게 미안했다. 혹사를 했으니 당연히 탈이 날 수밖에 없었던 것이다.

3년 전 교수 임용 실기 연습으로 멀리뛰기, 높이뛰기, 포환던지기를 두 달 동안 거의 매일 2시간 정도 했다. 공교롭게도 멀리뛰기, 높이뛰기, 포환던지기의 발 구름발은 공통적으로 왼쪽이다. 왼쪽 무릎이 겪어야 할 고통을 말로 해서 무엇하랴. 혹사로 인한 다음의 수순은 부상이다. 모든 과정은 왼쪽 무릎에 대한 고통의 연속이다. 화룡점정이었던 것은 등산과 마라톤이다.

한때 등산을 너무 좋아했던 나머지 매일 산을 올랐다. 산이 좋은 이유는 여러 가지가 있겠지만 어머니 품 같은 따뜻함, 내 마음의 안식처, 시원하고 상쾌한 공기, 등산을 통해 얻는 땀의 의미를 찾을 수 있어서 좋았다.

'과유불급'이라고 했던가? 모든 운동은 자기 체력과 체질에 맞게 즐기는 게 기본이다. 사람의 욕심은 이것을 용납하지 않는다. 내 성격상 일단 산에 오르면 무조건 정상을 바라보았고 그곳을 얼마나 빨리 올라갈 수 있는지를 시험해 본다. 특히 나 자신과의 싸움이라는 허황된 목표 아래 몸을 혹사시키는 경우가 다반사다.

그러한 마음으로 끝없이 산을 오르고 내렸다. 등산은 특히 하산할 때 무릎에 무리가 많이 가는 운동이라 주의를 기울여야 하는 데도 체력만 믿고 오만방자했던 탓에 무릎 부상을 자초한 면이 없지 않다.

마라톤은 무릎 부상의 결정적 계기였다. 앞에서도 잠시 언급했듯이 나는 마라톤을 좋아한다. 그것도 엄청나게. 그 과정을 통해서 전국을 일주하는 것이 나의 목표였다. 철저한 근력 운동과 꾸준한 준비가 필수인 마라톤에서 심폐 지구력과 기초체력만 믿고 자만했다. 보통 시합 1주일 전 술 끊고 몸 만들고 나가는 게 습관이 되었다. 잘못되어도 너무 잘못된 습관이었다. 특히 하프 코스는 21.0975km의 거리를 달리는 것으로 많은 준비와 꾸준한 훈련이 필수였지만 이러한 과정을 모두 무시한 채 정신력 하나만 믿고 달렸다. 그 다음이 부상인 것은 너무도 당연했다. 그때부터 부상이 서서히 느껴졌다. 뛰고 나면 무릎 부근의 인대가 아팠다. 그러면 한의원에 가서 침 맞고 또 다시 달렸다. 정말 몸에게 뭐라고 할 말이 없는 무식의 소치였다.

교통사고, 스키, 테니스, 육상, 등산, 마라톤 등의 운동은 나에게 무릎 부상의 훈장을 달아주었다. 나쁜 습관으로 인한 무릎 부상은 이후에도 생활을 어렵게 만들었다. 병원에서는 수술을 권유했고 실제로 날짜까지 잡았으나 부모님께 받은 신체에 함부로 칼을 대어서는 안 된다는 지론으로 포기했다. 대신 한의원에 가서 침을 맞았다. 한의원 원장님도 수술은 절대 안 된다고 말렸다. 한방과 양방의 차이였겠지만 침으로도 얼마든지 낫게 할 수 있다는 자신감이 있었다. 한 달 정도 치료를 해보고 그때 다시 수술을 고민해도 늦지 않다며 수

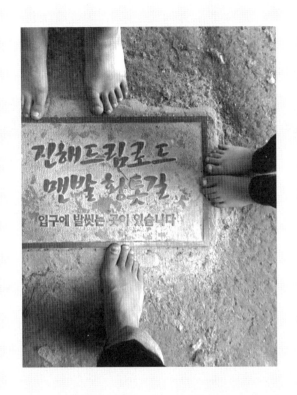

'과유불급'이라고 했던가? 모든 운동은 자기 체력과 체질에 맞게
즐기는 게 기본이다. 사람의 욕심은 이것을 용납하지 않는다.
내 성격상 일단 산에 오르면 무조건 정상을 바라보았고
그곳을 얼마나 빨리 올라갈 수 있는지를 시험해 본다.

술을 말렸다.

평소 한방에 대한 신뢰가 있는 터라 믿어보기로 하고 침, 뜸을 이용한 치료에 돌입했다. 침 중에서도 봉침은 정말 아렸다. 신경을 잘못 건드리기라도 한 날은 전신이 감전되었다. 마치 전기고문을 당하듯 찌릿찌릿한 고통의 연속이었다. 이러한 과정을 통해 조금의 호전은 있는 듯했으나 여전히 완치는 되지 않았다. 계단 오르내리기, 무릎 굽히기 등의 활동 시에는 통증으로 인해 제대로 된 생활을 하지 못했다. '진짜로 수술을 해야 하나?' 하는 고민의 연속이었다. 과연 내 무릎을 되돌릴 수 있을까? 하는 걱정과 무릎의 고통으로 매일 밤잠을 이룰 수 없었다.

3

맨발로 걷기 시작하다

2017년 10월 27일. 한 편의 신문기사가 내 삶을 송두리째 바꿔놓을 줄은 꿈에서조차 생각하지 못했다. '맨발걷기' 소개였는데 그 글을 읽는 순간 동공이 확장되었다. 이전에도 맨발걷기에 대해서는 들은 바가 있었으나 그때마다 '맨발은 무슨, 그거 아무나 할 수 있는 거 아니야?'라는 생각으로 무시하기 일쑤였다. 그 당시엔 몸에 크게 문제가 없었고 다른 운동에 집중하고 있었기 때문이기도 하다. '궁즉통'이라고 했던가? 무릎 부상의 고통 속에 신음하고 있던 차에 혜성처럼 나타난 구세주는 '맨발걷기'였다. 이 글을 읽고 어쩌면 나도 다시 한 번 운동할 수 있지 않을까? 하는 기대를 갖게 되었다.

2017년 10월 30일. 다시 한 번 맨발걷기 관련 신문기사를 접하게 되었다. 학부모 교육 관련 기사였는데 후반부에 맨발걷기와 함께 가족애를 실천할 수 있다는 내용인 것으로 기억을 한다.

'어! 이게 뭐지?, 맨발걷기 진짜 좋은 것인가 보구나!' 하는 결론과 함께 2017년 10월 31일 새벽 5시 '맨발걷기'와의 첫 만남이 시작되었다. 내가 왜 시작했는지. 무엇이 나를 흙으로 이끌었는지 알 수는 없지만 자석에 이끌리듯 맨발로 걷고 있는 내 모습을 발견할 수 있었다. 그렇게 '맨발걷기'는 나에게 운명처럼 다가왔다. 맨발걷기와의 만남은 참으로 신비롭다. 영상 3도라는 차가운 새벽 날씨에 맨발이라니. 평소 새벽 운동을 즐겼던 나였기에 운동장에 도착하는 모습은 일상적일 수 있다. 그곳에서 맨발로 걷는다는 것은 도저히 상상할 수 없는 것이다. 누가 시킨 것도 권유한 것도 아닌 자발적으로 했다는 것은 더욱 신비롭다. 운명이 아니고서는 도저히 설명할 방법이 없다.

이른 새벽 백일기도를 위한 의식이라도 치르듯 경건한 마음으로 물 한 잔을 천천히 들이키고 주섬주섬 옷을 입었다. 옷만 입기에는 가을 날씨가 만만치 않아 장갑까지 꼈다. 지금에야 맨발걷기의 편리성 추구를 위해 슬리퍼를 신고 나갔지만 그땐 처음이라 모든 게 낯설었고 어떻게 해야 할지 몰라 평소 하던대로 두꺼운 양말에 운동화를 신고 학교 운동장으로 향했다.

처음 전장에 나가는 장수인양 긴장되고 설레는 순간이었다. '과연 내가 맨발로 땅을 밟을 수 있을까?', '운동장이 꽤나 더러울 텐데?', '발바닥에 못 같은 게 찔리면 어떡하지?'와 같은 오만 가지 생각이 머리에 떠올랐다. 편안한 마음을 가지기엔 '처음'이라는 단어의 강박관념은 생각보다 훨씬 강했다. '그래, 뭐 한 번 해보는 거야. 딱히 다른 방법이 있는 것도 아니잖아.'라는 마음이 드는 순간 하늘이 더 없이 맑고 푸르게 보였다.

스스로 약속했던 운동장에 도착했고 천천히 왼쪽 양말을 벗었다.

'아! 발 시려! 그냥 집에 갈까? 아니야. 이왕 시작한 거 해 봐야지. 아니야, 이러다 동상 걸리는 거 아냐?'와 같은 오락가락 하는 마음을 붙잡은 건 왼쪽 무릎의 고통이었다. '이번에 실패하면 난 영영 운동을 할 수 없을지도 몰라.'라는 마음이 드는 순간 손은 어느 새 오른쪽 양말을 벗기고 있었다. 역시나 발은 시렸다. 쌀쌀한 날씨 탓에 손, 발이 무말랭이처럼 오그라들고 코끝은 찡하며 머리는 띵해져 왔다. 신발을 스탠드 한 구석에 가지런히 정리하고 난 후 같은 방향의 양말을 꾹 눌러 넣었다. 신발과 양말의 오묘한 조화를 느끼는 순간이었다. 그들도 실과 바늘처럼 참 잘 어울리는 한 쌍이었다.

드디어 맨발로 첫 발을 내딛는 순간이 시작되었다. 뭐든 처음이라는 단어는 굉장한 의미를 가진다. 맨발이라는 것이 생소했기에 그 상황은 실로 신기함 그 자체였다. 처음 땅과의 접촉을 시도한 것은 왼쪽 맨발이었다. 땅을 밟는 순간 딱 드는 생각은 '아! 발 시려!'였다. 그도 그럴 것이 영상 3도라는 기온은 충분히 차가웠다. 그 다음 오른 맨발로 다시 땅을 디디게 되었고, 왼발, 오른발, 왼발, 오른발 차례로 땅바닥을 디디며 앞으로 나갔다. '어! 이게 뭐지?' 발은 얼음 위를 걷는 듯 시리고 아려왔지만 마음 한 구석에 뭔가 뻥 뚫리는 시원함이 느껴졌다. 지금까지 가져보지 못한 신비로운 느낌이 마구 밀려와 점점 기분이 좋아지고 만족감과 행복감이 무럭무럭 자랐다. 알을 깨고 나오는 병아리마냥 내 맘 속에는 말로 표현할 수 없는 그 무엇이 새록새록 생겨났다.

흙에 처음 발을 디디는 순간 발바닥이 많이 아팠었다는 사람들과는 다른 느낌이었다. 정신적인 흥분이 생겨났다. 새로운 체험의 순간 나도 모르게 "유레카!"라고 외치고 있었다. '왜? 이런 마음이 들지?' 라고 곰곰이 생각해 본 결과 발바닥 자극이 떠올랐다. 아프지 않은 이유로는 평소 많이 했던 걷기 운동 때문이 아닌가 하는 결론에 이르게 되었다. 첫 맨발걷기는 흙바닥과 발바닥의 오묘한 만남 속에 정신적인 호르몬이 콸콸 흐르는 활화산을 만들어 주었다.

처음 맨발로 걸으려고 할 때 제일 신경이 쓰인 것은 다른 사람의 이목이었다. 목욕탕, 바닷가, 수영장처럼 남들이 맨발로 걷는 곳에서는 맨발로 걸어야 한다. 운동장이나 흙 같은 곳을 군이 맨발로 걸어야 하나 하는 고민이 제일 컸다. 그 중심엔 '남들이 나를 어떻게 생각할까?'에 대한 고민이 있었다. 가을날 새벽에 시작했던 탓에 크게 문제될 것은 없었지만 낮이나 남들이 많은 곳에서의 맨발걷기를 하기라도 한다면 참으로 부끄럽고 민망스럽지 않을까 하는 걱정이 있었다. 운동이 절실히 필요했던 절박함은 이런 고민을 한방에 날려 버렸다.

그 다음 드는 생각은 운동장이나 흙의 불결함과 신체 상해에 대한 걱정이었다. 운동장이나 공원에 있는 동물의 배설물과 쓰레기로 더럽지 않을까? 하는 걱정이 첫발을 두렵고 꺼리게 만들었다. 흙 속에 있는 병균이나 기생충으로 잘못하면 감염될 수도 있다는 얘기를 들었기에 출발에 대한 불안감이 존재했다.

한편으로 흙에는 깨진 유리병이나 녹슨 철사, 플라스틱 등이 많기 때문에 찔림에 대한 두려움도 컸다. 이것을 어떻게 피해서 걸을 수 있을지에 대해 고민이었다.

장소도 학교를 걸어야 할지, 산을 걸어야 할지, 바다를 걸어야 할지 판단이 되질 않았다. '처음'이라는 단어는 별별 생각이 다 들 정도로 엄청난 부담이었다.

심리적 장애를 극복할 수 있었던 것은 오로지 절박함이었다. 무릎 부상을 극복하기 위한 새로운 운동을 찾지 않으면 앞으로 아무것도 할 수 없을 것이라는 간절함이 모든 어려움을 극복할 수 있는 내적동기로 자리 잡았다.

인간의 삶에서 교육이 차지하는 비중은 실로 엄청나며 교육에 의해 인간은 변한다. 흔히 '인간 행동의 바람직한 변화'라고 불리며 인생의 전반에 걸쳐 중요한 역할을 한다.

맨발도 예외는 아니다. 어릴 때부터 맨발로 다니는 것은 버릇없고 예의 없는 행동이라고 늘 교육 받아왔기에 집에서도 학교에서도 어디서든 늘 양말을 신고 있었다. 그래서인지 그 당시는 맨발로 있으면 불편했고 양말을 신어야지만 편안함을 찾을 수 있었다. 참으로 아이러니하다.

지금 생각해보면 쓴 웃음이 나온다. 가장 편안하고 자연스럽게 지내야 할 공간인 집에서조차 양말을 신고 있어야 한다는 사실이 그때는 진실이었기 때문이다. 맨발걷기를 열심히 하고 있는 지금 그 시간만큼 건강을 잃었다고 생각하니 아쉬울 수도 있지만 지금이라도 하고 있는 것이 얼마나 다행스러운 것인가 하는 안도감도 든다.

하루, 이틀, 사흘, 나흘 맨발로 매일 새벽을 열기 시작하면서 내 마음 속에는 맨발걷기에 대한 궁금증이 점점 부풀어 올랐다. '맨발걷기를 하면 어떤 점이 좋을까?'라는 생각과 더불어 매일 맨발걷기를 하면서 생기게 되는 주체할 수 없는 감정, 생각, 이야기들을 글로 써 보면 어떨까 하는 결론에 도달했다. 휴대전화의 메모장 기능을 활용하여 하나하나 적기 시작한 것이 바로 그때였다. 맨발걷기와 글쓰기의 환상적인 콜라보레이션이 탄생하는 순간이었다.

남들은 맨발걷기를 어떻게 생각할지 모르겠지만 적어도 내 마음속 맨발걷기는 단순한 운동이 아니라 몸의 끝 즉 발바닥과 흙과의 만남을 통해 일어나는 여러 가지 두뇌의 생각, 감정들을 체계적으로 정리하는 과정이라고 생각한다.

첫날 맨발과 흙의 만남을 주선해본 결과 '발도 우리 몸의 한 부분이구나.' 하는 생각이 굉장히 강렬하게 다가왔다. 그동안 잊고 지냈던 발에 대한 미안함이 드는 순간이다. 그렇게 생각한 적이 단 한 번도 없었기에 발에게 생명을 불어넣는 심폐소생술을 하고 있는 것이 아닌가 하는 착각에 빠져들게 만들었다. 그만큼 발은 나에게 엄청난 존재로 서서히 부각되고 있었다.

지금까지 발을 부끄럽고 초라하게 대했다면 맨발걷기 이후 발에 대한 태도는 VIP급이다. 맨발걷기를 하고 난 이후 달라진 모습은 집이든 학교든 맨발이 가능한 모든 곳에서 양말을 신지 않는다. 심지어 운전을 할 때도. 지금까지 발에게 행해왔던 잘못에 대한 보답이라는 심정으로 그렇게 하고 있다.

이제 남들의 이목은 크게 신경 쓰지 않는다. 열 명의 사람 중 아홉 명이 잘못되었다면 한 사람이 아무리 올바른 존재일지라도 그 사람이 인정받지 못하듯 맨발걷기를 하지 않는 사람의 입장에서 보면 나의 모습이 신기하고 이상하게 보일지 모른다.

그것은 중요하지 않다. 결국 진실은 자신의 마음속에 존재한다. 옳고 그름의 기준은 내면의 판단 속에 존재하기에 오늘도 맨발걷기가 진실이라고 생각하고 꾸준히 걷는 것이다.

4

몸의 끝에서 생각이 시작된다

"발 발 어떤 발

보석 같이 고운 발

어디 어디 걷나

흙 있는 곳 걷지"

어느 동요를 개사해서 만든 '발' 노래다. 머리가 신체의 가장 윗부분에 존재한다면 발은 가장 아래 부분에 있다. 위치로 보나 중요성으로 보나 머리는 항상 높은 쪽에 있다는 이유와 '뇌'라는 중요한 부위를 포함하고 있는 곳이어서 늘 인정받고 귀하게 여겨진다.

반대로 발은 가장 낮은 곳에 있으며 별로 중요하지 않은 존재감으로 별 볼 일 없는 곳으로 치부되어 왔다. "하늘과 땅 차이다"라는 말이 있듯이 머리가 하늘이고 발이 땅이라고 한다면 그 차별적 대우가 잘 이해될 것이다. '뇌' 관련 연구가 최근 활발하게 진행되고 있는 것을 보더라도 '머리'는 사람들의 각별한 관심과 사랑을 받는다.

그에 비해 발은 원래의 자연적인 상태로 존재하지 않고 항상 양말, 운동화라는 보호막으로 감싸져 지낸다. 좋게 표현하면 보호막이요, 나쁘게 말하면 감시 받거나 과잉보호된다.

자식 교육에 있어서 과잉보호는 자립심뿐만 아니라 존재의 가치를 매우 떨어뜨리는 결과를 가져 온다. 뭐든지 과잉은 지나치다는 의미로 삶을 살아가는데 도움이 되지 않고 오히려 해가 될 수 있다. 우리나라 지도를 자세히 관찰해보면 수도권 중심으로 모든 문화가 유지 및 진행되고 있으며 남쪽의 어느 마을 같은 경우는 문명의 혜택을 상대적으로 적게 보게 된다.

머리가 수도권이라면 발은 남쪽의 어느 부분에 해당되지 않을까?

전 국민이 골고루 잘사는 나라를 만들기 위해서는 국토가 균형 있게 발전되어야 한다. 수도권만 대우받는 것이 아니라 작은 마을까지도 골고루 혜택을 누리는 국가가 되어야 안정되고 조화로운 나라라고 할 수 있다.

신체도 마찬가지이다. 어느 하나 중요하지 않은 부분이 있을까? 머리, 가슴, 어깨, 손, 팔, 다리, 심지어 머리카락, 손톱처럼 작은 부분까지도 모두 존중받아야 건강한 삶을 살 수 있다.

최근 네일 아트의 발달로 겉으로 드러나는 손뿐만 아니라 발톱에도 형형색색의 매니큐어로 한껏 멋을 내는 사람들을 볼 수 있다. 그만큼 발에도 신경을 쓰고 있다는 반증이다.

이것만으로는 부족해도 한참은 부족하다는 생각이 든다. 그건 왜일까? 아마도 그동안 발이 받아왔던 핍박과 무시가 한꺼번에 느껴져

서이기 때문일 것이다.

발은 신체에서 중요한 부분임에도 불구하고 늘 가치 없는 존재로 여겨지며 특별한 관심을 받지 못했다. 최근에 '발은 제 2의 심장'이라고 하는 슬로건을 많이 본다. 이러한 모습은 과거에 발에게 제대로 된 대접을 해 주지 못했던 것에 대한 미안함으로 인한 것은 아닐까?

"극과 극은 통한다"라고 말하듯 위쪽 끝의 머리와 아래쪽 끝의 발은 어찌 보면 서로 가장 잘 통하는 사이라고 볼 수 있다. 아니, 가장 잘 통해야 살 수 있는 존재다.

극과 극이든 아니든 간에 머리와 발은 이제 새로운 관계를 만들어야 한다. 서로 밀어주고 당겨주는 밀접한 관계가 되어야 한다는 말이다. 신체는 혈액 없이는 단 1초도 존재할 수 없을 만큼 몸에서 '피'라는 존재는 절대적이다. '피'가 하는 역할은 산소 공급, 노폐물 제거, 체온 유지 등 셀 수 없이 많기 때문에 전신을 돌아다니며 좋은 일을 하도록 하기 위해서는 순환이 잘 되어야 한다. '혈액순환'이 잘 되어야 한다는 말은 그렇게 해서 나온 말일 것이다.

심장에서 펌프질 한 후 혈액이 전신을 돌아다니기 위해서는 가장 아래 부분인 발에서 다시 한 번 더 자극을 줌으로써 제대로 된 선순환을 도울 수 있을 것이다. 발에 대한 끊임없는 자극이 필요한 이유다. 이러한 역할을 올바르게 해주기 위해서 필요한 것이 맨발걷기다. 물론 맨발 이외에도 발바닥 마사지 등을 통해서도 가능하겠지만 자연과 벗하며 걸을 수 있는 맨발걷기가 최고다.

맨발걷기를 처음 시작하면서 알게 된 내용 중 맨발을 많이 하면 뇌 자극이 활발하게 되어 두뇌가 발달하고 활성화 되며 기분을 좋게 하는 여러 가지 물질들이 분비된다는 것이다.

물론 처음 맨발을 시작하면서 갖게 된 감정 중 중요한 하나는 행복감과 만족감이 들며 스스로를 사랑하게 되었다는 것이다. 활발한 두뇌 활동의 이유로 제시되는 것이 발바닥에 대한 자극이다.

발바닥에는 여러 가지 기관을 주관하는 혈점이 많다는 것은 일반적으로 알려진 얘기이다. 그뿐만 아니라 지속적인 자극이 두뇌에 전달되는 속도가 운동화 신었을 때보다 훨씬 빠르다는 것이다. 그도 그럴 것이 운동화를 신었을 때는 발바닥의 자극이 그만큼 줄어들 것이고 맨발로 땅바닥을 걷게 되면 외부의 노출로 인해 그만큼 자극의 강도도 높아져서 그로 인해 두뇌와의 교감이 잘 이뤄질 수 있을 것 같다.

분수와 비교해 봐도 금방 알 수 있다. 분수대에서 나온 물이 바닥에 고이면 그것을 다시 위로 쏟아줘서 분수를 만들어줘야 하는데 위로 솟구치게 만드는 힘이 바로 발바닥 자극이 아닐까 생각된다.

올려주는 힘이 세면 셀수록 분수의 물줄기는 더욱 높아질 것이고 장관을 연출할 수 있는 것이다.

이렇게 머리와 발은 이제 극과 극의 관계가 아니라 서로 도와주고 끌어줘야 하는 공생공사의 관계가 된다. 바로 맨발걷기를 통해서이다. 맨발걷기를 처음 시작하면서 발바닥 자극이 잘 되면 몸의 여러 혈점을 자극해 주기 때문에 건강에 좋다는 정도만 알고 있었지만 막상 시작하고 난 후 지속적으로 드는 생각은 기분이 좋아지고 하루의 시작과 정리가 잘 되며 기억력이 상승되는 등의 많은 효과가 생긴다는 것을 느꼈다.

가을의 마지막 문턱에서 시작된 맨발걷기는 얼마 지나지 않아 겨울로 접어들었고 낮은 온도를 견뎌야 하는 극한의 상황에서의 맨발걷기는 단순한 걷기가 아니라 맨발걷기로 승화가 되었다.

추운 날씨는 다른 외적인 생각을 전혀 할 수 없을 정도로 강도가 높았고 자연적으로 몸의 끝인 발에 모든 신경과 정신을 집중하게 만들었다.

발에 신경 씀과 동시에 머리에서는 엄청난 고통과 고뇌가 느껴지며 이 순간을 극복해야 한다는 극기의 상황이 도래한다. 잠시 후 이십여 분의 시간이 지나고 나면 어느 정도 안정된 순간이 찾아오게 되는데 마치 태풍이 몰아치고 잠시 소강상태가 되는 것 것과 같은 상황이다. 봄, 여름, 가을의 경우에는 기온이 크게 낮은 상황이 아니기 때문에 이러한 고통은 훨씬 덜하지만 발에 집중하게 된다는 점에서는 공통점이 있다.

맨발걷기는 의도적으로 하는 것이 아니라 걷게 되면 자연적으로 생각이 많아지고 떠오르는 다양한 생각을 되묻고, 해석하며, 분석하고 정리하는 과정을 통해 자연스럽게 이루어진다.

맨발걷기를 하게 되면서 가지게 되는 생각은 여러 가지가 있다. 가장 많이 드는 생각은 나 자신에 대한 사랑과 감동의 감정이다. 특히 꾸준한 실천을 통해 습관화되어 있는 자신의 모습을 보면서 평생동안 이토록 간절히 원하고 바라며 지속적으로 행했던 삶이 과연 있었는지에 대한 물음을 통해 스스로를 대견하게 여기며 칭찬을 해 주게 된다.

다음으로 감사의 마음이다. 사람은 어머니 뱃속에서 태어나 평생을 살아가면서 많은 다양한 일을 겪는다. 사연 하나 없는 사람 없듯이 생각지도 못했던 여러 가지 일이 나뿐만 아니라 주위 사람들에게서 시시때때로 일어났다가 사라지기를 반복한다.

사망, 질병, 사고, 자살, 화재, 자연재해 등 참으로 힘든 일들이 많이 일어나고 있으며 그것으로 여러 가지 고통과 고난을 몸소 겪게 된다. 살아 있음에 감사하고 무탈함에 감사하게 되는 생각을 많이 가지게 된다. 새벽에 주로 맨발걷기를 하고 있는 상황에서 오늘도 무사히 일어나서 아무 탈 없이 자연을 느끼며 흙을 밟고 세상에 나아가서 또다시 활동할 수 있음에 늘 감사하는 마음을 가지게 된다.

일상의 일을 시작하고 정리하며 조직하는 즐거움이 존재한다. 삶을 살아가면서 여러 가지 일을 하게 되고 그 일을 시작하기 위해서는 계획과 실행이 필요하다. 그러한 과정을 바쁜 삶 속에서 챙기는 일은 여간 힘든 것이 아니다. 맨발걷기를 하면서 발바닥, 흙과의 만남을 주선하다 보면 자연스럽게 머릿속에서 생각이 정리되고 꽉 막혔던 것만 같았던 일들이 술술 풀리는 경험을 하게 된다. 발바닥 자극을 통해 머릿속이 자연스럽게 정리가 되는 과정을 경험하게 되는 것이다. 참으로 신비롭다.

'생각은 머리로 하는 것이 아니라 발로 하는 것이다.'라는 명제가 하나 만들어지는 순간이다.

수없이 많은 연구자들이 두뇌를 발달시키기 위해서 뇌를 어떻게 활성화 시킬지 끊임없이 연구를 해 왔고 지금도, 앞으로도 연구가 진행될 것이다.

신체는 어느 하나의 부분으로 이뤄진 것이 아니기 때문에 전신이 건강해야 올바른 삶을 살 수 있다. 뇌도 마찬가지라고 생각된다. 그 자체를 발달시키는 것도 중요하겠지만 끊임없는 맨발걷기를 통해 뇌 자극이 이뤄지는 과정 속에서 자연스럽게 변화의 모습을 가지는 것이 필요하겠다.

'머리와 발'은 우리 몸에서 가장 위와 아래의 끝부분에 존재하는 기관이다. 한때는 최고로 인정받고 자랐던 머리와 가장 하찮은 존재로 치부 받아 왔던 발. 이 두 개의 기관이 서로 존중하고 위로하며 함께 힘을 합쳐 나갈 때 생각의 깊이가 더 가치롭게 이뤄질 것이다.

두뇌 개발이라고 해서 머리에만 집중할 것이 아니라 맨발걷기를 통한 꾸준한 뇌 자극으로 두뇌가 활성화 되어 전신이 발달되는 과정을 직접 체험해보는 것이 필요하다. 몸의 끝에서 생각이 시작되는 맨발걷기 아무리 강조해도 지나치지 않는 이유다.

5

맨발이 주는 기쁨

맨발걷기를 주변에 소개해 주면서 가장 먼저 듣게 되는 얘기가 있다.

"맨발하면 뭐가 좋은데요?"

"맨발 그거 왜 해요?"

이런 질문에 보통은 다음과 같이 이야기한다.

"맨발하고 무좀이 다 나았어요."

"맨발걷기 하니까 잠이 잘 와요."

"맨발로 걷고 나서 피부가 좋아졌다는 말을 많이 들어요."

내가 맨발걷기 후 처음 느꼈던 생각은 이런 외적인 것보다 내적 마음의 변화와 관련된 이야기였다. 평소 스스로에 대한 부정적 생각으로 어떤 일을 성취하고 나서도 늘 불만족스러웠고 자존감이 굉장히 낮았다. 모든 생활의 중심은 남의 이목에 달려 있었고 항상 남의 생각, 평판 등에 의해서 내 삶을 맡기고 살아왔다.

그러한 삶이 평탄할 수만은 없다. 불평불만 가득하게 살다 보니 세상이 삐뚤게 보였다. 맨발걷기를 하고 난 후 이러한 모습의 변화가 시작되었다. 삶의 중심 부분에 나 자신을 옮기게 되었고 남의 이목에 신경 쓰는 시간이 줄어들었다. 점점 나 자신에 집중하게 되었다. 남의 이목이나 생각에 많은 무게 중심을 두지 않게 되었다.

하루도 빠짐없이 집중한 겨울 맨발걷기 덕분에 나 자신에 대한 대견함이 피어났고 스스로에게 무한 칭찬과 격려를 하게 되었다.

"너라는 사람 참 멋지다."

"어떻게 그렇게 한 곳에 집중할 수 있어? 대단한 사람이야."
라는 끊임없는 무한 긍정의 격려를 스스로에게 하게 되었다.

그동안 잠재되었던 부정적 내면 세계가 맨발걷기를 통하여 점점 긍정적인 모습으로 변하게 되었다.

주변에서

"맨발걷기 어디에 좋아요?"라고 물으면

"나 자신을 찾게 되어 좋은 것 같아요."

"이 세상을 다 가진 기분이에요."
와 같은 답변으로 첫마디를 장식한다.

그리고 맨발걷기 동안 끊임없는 정신적 만족감과 행복감이 밀려들어 온다는 것을 강조한다. 보통 운동을 하고나면 뇌 속에서 도파민, 세로토닌, 노르에피네프론 같은 신경 전달 물질이 분비되어 나도 모르게 즐겁고 기분이 좋아진다고 한다.

맨발걷기에서는 훨씬 강도가 높다는 것이 특징이다. 운동화를 신고 걸을 때는 3~4시간 정도 걸어야 이러한 기분을 느낄 수 있는데

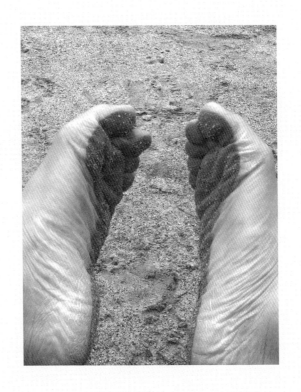

맨발걷기를 하면서 발바닥, 흙과의 만남을 주선하다 보면
자연스럽게 머릿속에서 생각이 정리되고 꽉 막혔던 것만 같았던 일들이
술술 풀리는 경험을 하게 된다. '생각은 머리로 하는 것이 아니라
발로 하는 것이다.'라는 명제가 하나 만들어지는 순간이다.

비해 맨발걷기에서는 1시간 정도만 걸어도 같은 강도의 감정을 경험할 수 있으니 운동 강도가 2~3배 정도 되는 것 같다. 짧은 시간에 그만큼의 효과를 얻으니 효율성면에서 최고다. 맨발걷기가 바쁜 현대인에게 적합한 이유다.

맨발걷기를 하고 나면 즐거움과 기쁨, 행복감과 만족감 등의 긍정적인 흐름이 내 마음 속에 자리 잡는다. 스트레스나 부정적 생각이 강했던 내 모습에 변화가 찾아온 것이다.

신체적인 변화 또한 다양하다. 물론 사람의 체질에 따라 그 형태는 다르다. 주변 사람들을 통해 다양한 사례를 듣게 되었다.

친형님에게 맨발을 권유한 일화는 꽤 재미있다. 설 명절에 시골에서 만난 형님에게 맨발 이야기를 꺼냈고 결국 형님도 맨발을 하게 되었다.

"형! 저 요즘 맨발걷기해요."

"그래? 그게 어디에 좋은데? 별 효과 있나?"

"저는 심적으로 안정이 되고 긍정적인 마음의 변화가 생겨 좋아요."

"그래? 그러면 난 별론데?"

"그래도 한 번 해봐요. 좋을 건데…….

"아니다. 난 안 할란다."

"일본에 호리 야스노리라는 교수가 쓴 책《모든 병은 몸 속 정전기가 원인이다》를 보면 맨발걷기하고 난 후 머리가 났다는 얘기가 있어요."

"그래? 그 책 어디에 있는데 당장 보자."

"지금 당장은 없고 집에 있는데 아들한테 사진 찍어서 톡으로 보내라고 할까요?"

"그래, 지금 당장 보내라고 해라."

"알았어요."

"여기 보내왔네요. 보세요. 39쪽에 그렇게 적혀 있고 사진도 있지요? 맨발걷기 한 지 40일 만에 머리카락이 엄청 많이 생겼지요?"

"맞네. 지금 당장 시작해야겠다."

평소 탈모에 대한 관심과 걱정이 많았고 여러 가지 스트레스로 머리카락이 많이 빠진 형님에게 맨발걷기를 통해 머리카락이 자랐다는 얘기는 희소식이었다. 그래서 단번에 맨발걷기를 시작하게 되었다.

"아직 머리카락 안 자라는데? 이거 잘못된 거 아냐?"

라고 늘 불평불만을 한다. 그럴 때마다

"사람에 따라 체질이 다른데 어떻게 다 똑같아요. 일단 믿고 꾸준히 해봐요."

"알았다. 머리카락 안 나기만 해봐라."

라고 다시 다짐을 받는다.

장인어른 같은 경우에는

"임서방, 맨발걷기 하고 있는데 무릎과 허리가 너무 아파서 도저히 못하겠다. 원래 이런 거가?"

라고 말씀을 하신다.

그럴 때마다

"맨발걷기를 하시면 몸이 아프고 불편한 곳에 더 통증이나 고통이 따릅니다. 이것을 보통 명현 반응이라고 하는데 꾸준히 하시면 낫게 됩니다."

라고 말씀을 드렸다.

결국 무릎 통증과 허리의 불편함은 좋아졌고 100일 이상 꾸준히 하고 계신다. 이렇듯 맨발걷기는 사람 체질에 따라 호전되는 기간이 다르다.

나에게 나타난 변화는 무릎 부상의 회복이다. 앞서도 말했듯 교통사고와 무리한 운동으로 생긴 무릎 통증이 맨발걷기 이후로 거의 완치 되었다.

혹자는 이러한 변화를 보고 예전만큼 심한 운동을 안 하니까 그렇다고 얘기하지만 계단조차 오르내릴 수 없었던 그때를 생각해보면 엄청난 변화다. 평소에도 맨발걷기는 통증완화와 염증 치료에 효과가 있다는 얘기를 많이 듣고 있었던 터라 긍정적 변화에 만족한다.

또한 고등학교 시절 무거운 가방으로 인해 어깨의 자세가 변형되었다. 그도 그럴 것이 모든 참고서, 교과서, 도시락 2개가 필수였고 이것을 오른쪽 어깨에만 습관적으로 매고 다녔기 때문에 한 쪽 어깨가 축 처졌다. 사람들이 내 자세를 보면 꼭 한 마디씩 거든다.

"어깨가 왜 그렇게 축 처졌나? 자세 좀 바로 해 봐라."

이러한 얘기를 들을 때마다 불편한 마음은 말로 표현할 수 없었다. 맨발걷기를 하고 난 이후 자세가 정상적으로 되어 가고 있다. 이렇게 바르게 된 자세를 보고 스스로도 놀랍게 생각한다. 신체 변화

중 아직까지 확실하게 낫지 않은 것이 하나 있다. 바로 무좀이다. 물론 예전에 비해 많이 호전되기는 했지만 완치까지 이르지는 못했다. 좋아졌다가 나빠지고 나빠졌다가 다시 좋아지는 변화를 계속해서 반복하면서 점점 좋아지고 있는 중이다. 남들은 보통 가장 먼저 무좀이 낫는다고 하는데 나는 예외다. 사람마다 다양한 형태로 나타남을 알 수 있다.

이처럼 맨발을 통한 신체의 변화는 한꺼번에 좋아진다기보다는 좋아짐과 나빠짐의 반복 속에서 차차 좋아지는 것이 특징이다. 체력과 몸의 순환이 좋아진 것은 누구나 느끼는 일반적 현상이다. 맨발걷기를 하고 난 후 글쓰기도 병행하고 있는 요즘 하루 4~5시간의 수면으로도 다음 날 멀쩡하게 하루를 보내고 있는 모습과 배변이나 혈액순환 같은 순환기 계통의 호전이 많이 일어나고 있는 모습은 맨발걷기의 주요 효과다.

위에 제시한 예 이외에도 맨발이 주는 기쁨은 실로 다양하다.

내적, 외적 변화에 대해 다양하게 제시를 했지만 꾸준한 맨발의 효과는 사람에 따라, 같은 사람이라도 시간과 장소에 따라 천차만별로 나타나며 결국 꾸준하게 실행하는 사람만이 좋은 결과를 얻을 수 있다는 진리에 이른다.

6

멈추지 않는다

혜민 스님의 《멈추면 비로소 보이는 것들》은 한때 장안의 화제였고 엄청난 판매고를 자랑한 베스트셀러다. 제목에서 알 수 있듯 잠시 길을 걷다가 멈추어 서서 인생을 다시 한 번 되돌아보는 것은 의미 있는 일이다. 삶 속에서 앞만 보고 달려가지 말고 끊임없이 반성하고 새로운 삶을 설계할 필요가 있기 때문이다.

맨발걷기를 하고 난 후엔 멈추고 반성의 과정을 매일 겪는다. 맨발걷기 속에서 끊임없이 생각하고 사고하며 새로운 삶을 설계할 수 있으니까.

본격적으로 맨발을 시작하고 하루도 빠지지 않고 주로 새벽에 이것을 할 수 있었던 원동력은 습관에서 비롯되었다. 습관은 보통 좋은 습관과 나쁜 습관으로 나뉜다. 좋은 습관은 스스로에게 도움이 되는 지속적으로 실행해야 하는 것이고 나쁜 습관은 삶에 도움 되지 않아 당장 그만두어야 하는 것이다.

좋은 습관에는 일찍 자고 일찍 일어나기, 몸에 좋은 음식 먹기, 꾸준히 독서하고 글쓰기, 하루도 빠짐없이 맨발걷기하기, 매일매일 운동하기 등 그 종류는 헤아릴 수 없다.

나쁜 습관은 이와는 반대로 늦게 자고 늦게 일어나기, 지속적인 음주 및 흡연, 패스트푸드 먹기, 방에서 뒹굴 거리기, 하루 종일 TV 혹은 스마트폰 보기 등이 있다.

찰스 두히그의 《습관의 힘》 책을 보면 습관은 신호, 반복되는 행동, 보상의 세 가지 단계로 이뤄진다고 한다. 어떤 일을 하기 위해서는 신호가 있어야 하고 그에 따라 반복적 행동이 나오며 이것을 하고 난 후에는 꼭 보상을 해줘야 한다는 것이다.

음주 습관에 대해 예를 들어보면 나 같은 경우 허기지거나 머리가 폭발할 정도로 스트레스 받을 때, 무더운 여름날 운동하고 난 후의 갈증 해소, 사람을 만나고 싶을 때 주로 음주가 생각이 난다. 이것이 바로 신호다. 신호가 오면 반복적 행동이 나타난다. 즉, 음주를 하러 식당에 가거나 집에서 술을 사서 먹음으로써 이것을 해결한다. 음주를 하고 나면 그 순간 기분이 좋아진다거나 머릿속이 정리되며 받았던 스트레스가 스르르 사라진다고 생각되어지는 보상을 받는다.

다른 예로 다이어트를 생각해보면 아침에 일어났을 때, 식사를 하고 난 후 9시 이후에 본격적으로 '배고픔'이라는 신호가 온다. 그러면 과일 먹기, 과자 먹기, 아이스크림 먹기, 족발, 치킨, 피자 등의 야식 시켜 먹기 등의 반복적인 행동이 나타난다. 시켜 먹고 나면 만족감과 푸근함이 밀려오는 보상이 따라오게 된다.

여기서 신호와 보상은 변화가 불가능하고 반복적인 행동을 변화

시켜 줘야 한다고 저자는 말한다. 특히 어떤 보상을 바라는지를 스스로 냉철하게 분석해보고 반복적인 행동을 다른 것으로 대체함으로써 똑같은 보상을 받을 수 있게 하는 것이 좋은 습관 형성에 도움이 된다는 것이다.

음주습관을 다시 예로 들어보자.

신호로 나타나는 구체적인 예에 대해서 하나하나 살펴보면 우선, 허기지는 배고픔이라는 신호가 오면 음주를 하는 대신 과일이나 야채 먹기, 식사하기, 간식 먹기 등을 통해서 반복되는 행동을 대체한다.

머리가 폭발할 정도의 스트레스를 받았다면 음주로 그것을 해결할 것이 아니라 맨발걷기 같은 운동하기, 일찍 잠자기와 같은 휴식 취하기, 글쓰기를 통한 마음 위로해 주기와 같은 반복적 행동으로 대체해 주면 된다.

무더운 여름날 갈증을 해소할 수 있는 방법은 얼마든지 있다. 과일 주스 갈아 마시기, 팥빙수 만들어 먹기, 수박화채 먹기, 감주 마시기 등의 반복적 행동으로 대체하면 된다.

사람을 만나고 싶을 때 술을 마시면 좋은 점이 있다. 마음 속 감정을 허심탄회하게 마음껏 발산할 수 있다. 반대로 생각하면 말하지 않아도 될 것을 말하거나 다른 사람의 감정은 신경 쓰지 않고 내 마음대로 한다는 불쾌감을 줄 수 있다. 그러한 이유로 음주 후 오히려 관계가 더 나빠질 수 있다. 그러한 경우 음주 대신 독서 토론 모임, 같이 운동하기, 커피숍에서 대화하기 같은 방법으로 반복적 행동을 대체한다면 얼마든지 사람과의 만남을 지속할 수 있을 것이다.

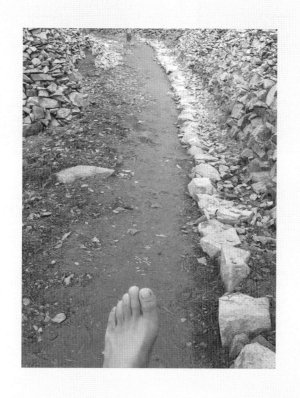

맨발걷기는 다른 좋은 습관을 끌어들이는
놀라운 힘이 있다. 좋은 생각은 좋은 행동으로,
좋은 행동은 올바른 습관으로 이어지게 하는
끌어들임의 법칙이 실제로 나타난다.

결국, 신호를 가장 효율적으로 해소시킬 수 있는 방법을 찾아낸다면 나쁜 습관은 좋은 것으로 얼마든지 대체할 수 있다.

맨발걷기를 8개월 정도 하면서 나타난 변화는 앞에서도 언급했듯이 내면의 행복감과 만족감, 신체적 변화 등 여러 가지가 있다. 그 중에서도 가장 긍정적인 변화는 좋은 습관이 계속해서 만들어지는 것이다. 앞에서 말했던 습관의 요소 중 반복적 행동이 다른 좋은 것으로 대체되고 있는 것이다. 1주일에 2~3회 심하면 7일 정도를 음주에 찌들어 살았던 습관이 1주일에 한 번, 또는 아예 마시지 않는 습관으로 변해가고 있다.

맨발걷기를 하려면 새벽에 일찍 일어나야 하고 그 시간에 독서, 글쓰기를 함께하면서 시너지 효과는 배가 되었다. 이러한 습관을 길들이기 위해서 음주는 최대의 적이다.

음주를 하는 경우 적게 먹고 다음날 일찍 일어나는 게 최선의 방법이겠지만 한 번 술을 마시면 끝장을 보는 스타일이라 다음날 숙취가 있고 일상적 생활에 방해가 된다.

또한 한 모금이라도 마시면 맑은 정신이 유지되기 힘들고 무엇인가에 방해받는다는 찜찜한 생각이 들어 음주는 내 생활의 최대 적이었다. 그럼에도 불구하고 술자리에서 이뤄진 인간관계가 대부분이어서 그러한 유혹을 쉽게 뿌리치기는 어려웠다.

최근 맨발걷기를 통해 독서, 글쓰기를 만나게 되면서 이러한 습관은 자연스럽게 줄어들고 있다. 사라진다기보다는 오히려 몸과 마음이 그러한 행동을 멀리하도록 변하는 것 같다. 물론 그렇게 할 시간적 여유가 없다는 것이 정답이겠다. 맨발걷기를 통해 독서, 글쓰기를 자연스럽게 접하며 그러한 삼 종 세트는 내 인생에서 무한한 변화를 가져왔다.

술자리의 줄어듦은 자연스럽게 독서와 글쓰기에 집중하도록 만들어주었다. 독서를 통해 머리가 맑아지고 글쓰기를 통해 내면에 잠재되어 있는 불만, 불평, 스트레스를 한 방에 날려 버릴 수 있다. 이러한 과정 속에서 새로운 삶을 살아간다는 생각과 스스로에 대한 반성이 저절로 이루어지고 있다.

금전적으로도 불필요한 지출을 줄이게 되고 특히 카드 사용으로 인한 폐해가 점차 줄어든다. 가정에서의 변화도 눈에 보일 만큼 가식적으로 나타나고 있다. 일찍 귀가함으로써 자녀와의 대화가 늘어나고 자연적으로 '가화만사성'이 저절로 실현된다. 이처럼 맨발걷기는 삶의 긍정적 변화에 무한한 자극이 된다.

새벽에 일어나면 글쓰기와 독서를 각각 한 시간 정도 하고 그 후 맨발걷기를 40~50분 정도 한다. 글쓰기와 독서에서 생각했던 내용들을 맨발걷기 과정에서 또 한 번 정리를 한다. 발바닥 자극을 통한 뇌 활성화 과정이 글쓰기와 독서와 함께하면서 그 힘은 맨발걷기만 했을 때 보다 몇 배 강해진다.

'맨독글'이라고 흔히 표현되는 이 세 가지 삼 종 세트로 느껴지는 맛은 '홍탁삼합' 저리가라고 할 정도로 상큼하고 톡 쏜다.

맨발걷기는 다른 좋은 습관을 끌어들이는 놀라운 힘이 있다. 좋은 생각은 좋은 행동으로, 좋은 행동은 올바른 습관으로 이어지게 하는 끌어들임의 법칙이 실제로 나타난다.

처음엔 단순한 맨발걷기로 시작했던 것이 독서와 글쓰기를 끌어
당김으로써 내 삶에 놀라운 변화를 가져왔다. 맨발걷기를 멈출 수 없
는 이유다. 오히려 더 열심히 하게 된다.

7
맨발을 공부한다

　맨발걷기를 처음 했던 그날 끊임없이 떠오르는 생각에 머리가 정신없이 바빴다. 이 경험은 맨발과 뇌와의 끝없이 이어지는 대화의 시간임을 알게 된 소중한 추억이다. 걷기는 친구다. 가장 좋아하기 때문이기도 하지만 내 곁에 머물러 함께하기 때문이다. 그러면 언제부터 걷기에 관심을 가지게 되었을까?

　태어날 때부터 시골에서 자랐기 때문에 걷기는 자연스러운 친구였다. 들과 산에서 놀았던 경험, 초등학교 3학년 때부터 시작한 신문 배달, 고등학교 시절 학교에서 역까지 걸어 다녔던 기억, 시간만 나면 걸었던 추억, 무릎 부상 이후 걷기만 가능했던 상황, 맨발걷기와의 인연 등 모든 것들이 걷기와 나와의 동고동락한 시간이다.

　그런데 걷기와 맨발걷기와의 차이는 무엇일까?

　많은 사람들이 걷기가 몸에 좋다는 것은 잘 안다. 엄청나게 많은 인구가 걷기에 동참하는 이유다. 특히 건강에 부쩍 관심을 많이 가지게 되는 연령에 있는 분들의 실천력은 가히 폭발적이다. '걸을 수 있음에 감사하다'라는 말을 실감이라도 하듯 걷기에 열을 올린다. 걷기 열풍이라는 말이 괜히 생긴 것이 아님을 실감한다. 나도 한때 걷기에 빠져 대 여섯 시간씩 산을 걷거나 도심을 누빈 적이 있었다. 물론 신발을 신은 채로.

신발을 신고 걸을 땐 늘 뭔가의 공허함이 밀려왔다. 시간 투자에 비해 운동효과가 적었던 것이 주요 원인이다. 한때 수영, 테니스, 등산, 축구, 마라톤 같은 체력 소모가 많은 운동을 즐겼던 나였기에 걷기는 성에 차지 않았다. 투자대비 효율성이 매우 적었다. 걷기는 운동이라기보다는 나 아닌 누군가와의 대화 시간 정도로 가볍게 여겼다. 걷기의 매력은 천천히 걷는 속에서 편안함을 추구하는 것이다. 걷기의 주 대화 상대는 아내였다. 매일 새벽 걷기를 통해 교육문제, 수업방법, 살아가는 이야기 등을 허심탄회하게 나눴다. '걷기 대화'라는 말이 더 적합한 시절이었다.

걷기가 맨발걷기를 만난 후 대변화가 시작되었다. 맨발걷기는 걷기와는 전혀 다른 새로운 신세계였다. '처음'이라는 단어는 매우 신선하고 의미 있다. 이것은 첫눈, 첫사랑, 첫 아픔 등 최초라는 의미로 다가온다. 첫 맨발걷기도 마찬가지다. 맨발로 걷는다는 것이 나에겐 신선함 그 자체였다. 맨발로 땅을 밟는 순간 아프고 시릴 것이라는 선입관과는 달리 머리가 뻥 뚫리는 쾌감이 느껴졌다. 바로 발과 머리가 처음으로 제대로 된 만남을 시도한 것이다. 맨발걷기는 맨발로 맨땅을 자연스럽게 밟아가는 과정이었지만 그 속에는 하나의 철학과 진리가 담겨 있었다. 단순한 운동이 아닌 우리 삶을 그대로 재조명해 주었다. 걷기도 마찬가지지만 맨발걷기도 천천히 걸으면서 사색하는 시간이다. 오로지 나만을 위한 시간인 것이다. 하루를 통틀어 온전히 나만을 위해 생각할 수 있는 시간이 과연 얼마나 될까? 실제로 계산을 해보지는 않았지만 적을 것이다. 일, 친목, 가정사 등 바쁜 일상을 핑계로 우리는 나를 돌아볼 시간을 갖지 못한다. 나를 사랑하기보다는 남의 이목, 생각, 관심을 통해 길들여진 삶을 살고 있다.

나 또한 예외는 아니었다. 어릴 때부터 학교 교육에 충실했던 탓에 늘 착하게 살아야 한다, 남에게 피해를 주지 않아야 한다, 거짓말 하지 말아야 한다와 같은 착한 아이 콤플렉스에 갇힌 채 살았다. 그 누구도 너 자신을 사랑해야 한다, 네가 가장 잘 할 수 있는 것을 해라 식의 말은 해주지 않았다. 물론 남을 탓하고 싶은 생각은 추호도 없다. 그것이 나의 운명인 것이다. 그 삶 속에서 내면이 겪는 갈등은 '이렇게 하면 다른 사람이 어떻게 생각할까?', '저 사람이 원하는 대로 해줘야 하는데'와 같은 것이다.

내면에는 불만이 가득 찼고 비가 오거나 술을 많이 마시면 깊은 고뇌와 절망에 빠지게 되었다. 그랬던 자신의 내면에 서서히 변화의 조짐이 보였다. 맨발걷기와의 만남 이후다.

맨발걷기를 처음 하고 난 후 머리로 느껴지는 상쾌함과 말로 표현하기 힘든 그 무엇이 생기기 시작했다. 그건 바로 뇌의 활발한 움직임이 아니었을까? 나중에 알게 된 이야기지만 맨발과 흙과의 만남으로 발바닥 자극이 바로 뇌로 전달되었기 때문에 그러한 현상이 생긴다는 것이다.

맨발걷기를 하는 동안 공부가 되는 이유다. 맨발걷기는 단순한 운동이 아니라 발에 대한 공부, 두뇌에 대한 공부, 삶에 대한 철학 만들기, 자존감 형성 등에 대한 수많은 공부과정이다.

맨발걷기를 공부하기 위해 가장 먼저 한 일은 맨발관련 서적을 대량 구입한 것이다. 이론적으로 제대로 알기 위해서다. 우선, 인터넷 서점에 '맨발'이라는 검색어를 넣은 후 맨발걷기 관련 책을 구입했다.

그 후《운동화신은 뇌》라는 책을 시작으로 뇌 관련 도서, 맨발관련 도서를 차례로 탐독했다. 그러한 과정을 통해 자연스럽게 맨발걷기와 독서가 연결되었다. 맨발걷기와 독서의 합성어인 맨독의 탄생 순간이다.

이 때 읽었던 주요 목록은 다음과 같다.

《맨발학교》,《신발이 내 몸을 망친다》,《모든 병은 몸 속 정전기가 원인이다》,《맨발로 뛰는 뇌》,《맨발로 걷는 즐거움》,《맨발, 달리기가 즐거워진다》,《신이 내린 건강 비법 명상 맨발 등산》,《땅 에너지를 이용한 자연치유》등 이외에도 많은 책들이 있다.

그 다음 했던 공부는 맨발걷기 관련 블로그와 유튜브다. 최근 인터넷의 발달로 많은 블로그와 유튜브를 쉽게 접할 수 있다. 그 중 맨발관련 이야기를 통해서 다양한 내용의 체험담, 이론 등을 배우게 되었다. 정적인 내용을 책을 통해서 배웠다면 역동적이고 살아있는 이야기 체험은 역시 블로그와 유튜브 만한 것이 없었다.

마지막으로 맨발걷기 관련 글쓰기다. 맨발걷기를 처음 시작하면서 왠지 긁적거리고 싶었던 생각이 계속해서 떠올랐고 그러한 방법의 하나로 휴대폰 메모장을 이용한 간단한 글쓰기가 시작되었다.

처음엔 한두 줄 떠오르는 생각을 메모하듯이 적었지만 차츰 시간이 지나면서 글의 내용과 양이 점점 늘어나게 되었다.

이렇게 작성한 글을 SNS 단톡방에 올림으로써 다른 사람과의 교감을 하게 되었고 혹자들은 긍정의 메시지를 받았다는 후기 글을 남겨 주었다. 글쓰기의 힘이 이렇게 큰 줄 이전엔 몰랐었다.

꾸준하게 글을 쓰면서 다른 사람들도 힘을 얻었지만 정작 가장 큰 덕을 본 것은 나 자신이었다. 착한 아이 콤플렉스로 인해 잠재된 내면의 불만은 모든 삶에서 걸림돌이 되었다.

남들이 보기엔 대단한 성취라고 여기기에 충분했음에도 마음 한구석엔 늘 허전함과 부족함이 자리 잡았고 더 높이 올라가야 한다는 욕망의 쇠사슬에 묶여 끝없이 '최고' 또 '최고'를 외쳤다.

그러한 감정이 맨발걷기를 통해 일부분 해소되었고 독서, 글쓰기와 합쳐지면서 엄청난 시너지 효과를 가져 오게 된 것이다.

한 마디로 맨독글로 정의되는 맨발걷기, 독서, 글쓰기는 맨발걷기가 단순한 운동이 아닌 우리 삶을 끝없이 연구하고 공부하는 것이라는 인식을 심어 주었다. 맨발걷기, 독서, 글쓰기가 어우러진 맨독글을 꾸준히 실천한다면 분명 우주의 중심에 내가 우뚝 설 것이라는 기대와 목표가 있다.

그러한 목표를 향해 나아가기 위해 오늘도 맨독글한다.

맨발걷기를 처음 하는 분들에게 드리는 노하우

맨발걷기는 흙과 나와의 만남을 주선한다. 맨발걷기를 6년째 매일 하는 나에게 시작했을 때의 추억은 어제 일처럼 선명하다. 처음할 때부터 부담이나 거리낌은 없었다. 무릎 부상으로 다른 운동을 중단한 상태라 어떤 운동이든 하고 싶다는 갈망에 목말랐다. 지금은 나에게 든든한 버팀목이 되는 친구 같은 존재다. 그만큼 없어서는 안될 소중한 존재이기에 많은 분들에게 소개하고픈 마음이다. 그런 마음을 담아 맨발걷기를 할까 말까 망설이는 분들에게 노하우를 전하고자 한다.

왜 해야 하는가?

어떤 일을 시작할 때 명분과 목적은 꾸준함을 위한 중요한 재료가된다. 만약 그런 마음을 다지지 않고 시작한다면 싫증으로 멈추고 싶어진다. 맨발걷기는 왜 해야 할까?

인간은 태초에 맨발로 대지를 누볐다. 그만큼 맨발은 편안한 상태다. 그런 자유로움을 막는 존재가 나타났다. 바로 신발이다. 신발 또한 많은 좋은 점이 있지만, 발에게는 '감옥'이다. 신발 속에 갇혀 꼼짝달싹하지 못하는 신세가 된다.

누구든지 맨발걷기를 처음 시작할 때는 다음과 같은 말을 한다.

"더러운 흙을 어떻게 맨발로 걸어요. 동물이 배설한 변을 밟을까 겁나요. 유리 조각 있으면 어쩌죠?"

그 심정 충분히 이해한다. 나 또한 그런 생각에 사로잡혀 있었다. 지금은 맨발이 편하다. 매일 신발과 양말 벗고 걸었던 습관 덕분이다.

발에게 자유를 허락해야 하는 이유는 다음과 같다.

발은 소중한 존재다. 손만큼 주목을 받지 못하지만, 그 속에는 손처럼 다양한 장기를 관장하는 혈이 있다고 한다. 발을 제2의 심장이라고 부르는 이유다. 그런 존재를 신발이라는 감옥 속에 가두어 두는 건 바람직하지 않다. 자유롭게 디디고 밟고 다닐 수 있는 여건을 허락해야 한다.

또한 발 마사지는 건강을 위한 지름길이다. 흙을 밟으며 발바닥을 자극해주면 몸과 마음이 편안한 상태로 이완된다. 맨발걷기 이후 잠을 깊게 잘 수 있는 이유다.

콘크리트 같은 인공구조물에 덮힌 세상에서는 '나'를 뒤돌아볼 시간이 없다. '느림의 미학'이라는 말처럼 맨발로 천천히 대지를 두드리고 밟다 보면 나와 대화할 시간을 가질 수 있다. 맨발로 걸을 때는 빨리 걷지 말고 편안한 마음으로 자연스럽게 걷는 습관이 필요하다. 어떤 사람은 맨발걷기를 체력 운동으로 생각하고 빨리 걷기를 시도

하는 경우가 있는데 속도를 줄이면 나를 만날 수 있는 시간이 늘어난다. 각박한 세상을 이겨낼 수 있는 방법은 천천히 맨발로 걸으며 나와 대화할 때 가능하다.

어디서 해야 할까?

맨발걷기를 처음 시작할 때 가장 많이 드는 고민은 장소다. 나 또한 장소 때문에 많은 생각을 했다. '마룻바닥은 괜찮을까? 아스팔트는? 콘크리트는?' 그런 생각은 기우다. 걸어보면 어떤 곳이 좋을지 바로 판단이 선다. 마룻바닥, 아스팔트, 콘크리트의 공통점은 인공물이다. 신발 벗고 자유를 찾은 맨발에게는 자연스러운 곳이 좋다. 자연을 가장 많이 포함하고 있는 장소는 어디일까? 정답은 산과 숲이다.

처음부터 산과 숲을 밟기는 쉽지 않다. 그것을 위한 기초를 다지는 곳이 학교 운동장이다. 학교 운동장은 아침이나 저녁에 이용할 수 있다. 바닥이 산과 숲만큼 울퉁불퉁하지 않아 디디기 쉽다. 요즘 학교 운동장을 무대로 맨발걷기 하는 사람들을 많이 볼 수 있다. 그만큼 쉽게 접근하고 밟기도 편하기 때문이다. 개인적 생각으로는 운동장에서 발바닥을 적응시킨 후 산과 숲 찾기를 권한다.

누구와 해야 할까?

맨발걷기는 자신 또는 타인과의 대화 시간이다. 여러 사람이 함께 걷는 경우도 있고 혼자서 걷는 경우도 있다. 둘 다 좋은 점은 나 또는 다른 사람과 이야기 할 수 있다는 사실이다. 개인적으로는 혼자 걷기를 좋아한다. 나와의 대화 속에서 나를 찾고 인정하며 칭찬할 수 있는 기회를 가질 수 있기 때문이다. 삶 속에서 인간관계는 중요하다. 문제는 나를 잃어버리는 시간이 많다는 점이다. 타인과 관계를 잘하기 위해서는 나와의 관계를 잘하는 게 우선시된다. '나를 사랑할 수 없는 사람이 어떻게 타인을 사랑할 수 있겠는가?'라는 말처럼 나를 찾고 존중하는 시간이 필요하다. 홀로 맨발걷기를 하다 보면 다양한 생각에 사로잡힌다. 그 속에서 나를 만나는 시간을 자주 가진다면 타인과 잘 지낼 수 있는 버팀목이 된다.

언제 해야 할까?

맨발걷기는 언제 하는 게 가장 좋을까? '아침형 인간이다. 올빼미형이다.'라는 말은 선호하는 시간을 잘 나타낸다. 맨발로 걸을 수 있는 시각 또한 개인차가 다양하다. 개인적으로는 새벽 시간을 좋아한다. 새벽에 일어나 맑은 공기 마시며 걷는 기분은 해보지 않으면 알 수 없다. 봄, 여름, 가을, 겨울 가리지 않고 새벽 시간을 이용한다.

맨발걷기를 처음 시작하는 사람에게 새벽은 무리일 수 있다. 가장 문제되는 계절은 겨울이다. 겨울 새벽은 생각보다 날씨가 차다. 그런 이유로 봄, 여름, 가을 시기 맨발걷기를 시작한 분들에게 겨울은 고비다. 많은 사람들이 겨울에 맨발걷기를 중단하는 이유다. 겨울에는 햇살이 비치는 낮이나 퇴근 후 저녁 시간이 좋다. 그 이외 계절에는 언제 하든 상관없다. 꾸준한 맨발걷기로 자신을 찾는 기쁨을 맛보면 좋겠다.

어떻게 해야 할까?

맨발걷기를 처음 시작하면서 어떻게 신발과 양말을 벗을지 고민이 많았다. 주요한 이유는 남들의 시선이다. 2017년 당시 맨발걷기 하는 사람이 많지 않았기에 이목이 신경 쓰였다. 새벽 시간대를 선택한 이유다. 맨발걷기 하는 방법은 어렵지 않다. 신발과 양말을 벗을 수 있는 용기만 있으면 족하다.

우선, 신발과 양말을 벗고 맨발로 만든다. 가져간 신발은 분실 우려가 있기에 배낭 같은 종류에 넣고 메고 다니면 된다. 학교 운동장을 이용할 땐 슬리퍼를 신으면 편리하다. 벗고 신기에 편하며 발 씻기에도 부담이 없다. 운동화를 신고 갔다면 비닐봉지 같은 것을 준비한 후 양말 속에 끼우고 신발을 신으면 된다.

걷는 속도는 천천히 걷기를 권한다. 느리게 걸으면서 두뇌에 떠오르는 다양한 생각을 되씹고 곱씹으면 된다. 걸으면서 팔을 휘돌리거나 목, 어깨 같은 관절 부위를 다양한 방법으로 풀어주는 스트레칭도 덧붙이면 좋다.

chapter 4

맨발걷기는
어떻게 하는가?

초보로서 맨발걷기를 처음 시작하면서 들었던 궁금증은 참으로 많다. 어디에서 해야 하지? 언제 해야 할까? 비가 오면 어떡하지? 다른 사람과 같이 해야 하나? 같은 단편적 생각에서 점점 시간이 지나면서 맨발걷기를 잘 모르는 사람들에게 뭐라고 얘기를 해 줘야 할까? 같은 복잡한 생각에 이르렀다. 구체적인 이야기 속으로 들어가 보자.

1

장소를 따지지 말자

맨발걷기를 시작할 때 가장 먼저 드는 궁금증은 어디서 해야 하는지에 대한 의문이다. 가장 추천하는 곳은 흙이다. 흙만 있으면 어디든 문제되지 않는다. 간혹 아스팔트, 시멘트, 우레탄 같은 곳에서도 가능하다. 물론 흙보다는 좋지 않겠지만 신발 신는 것보다는 낫다고 할 수 있다.

신기한 것은 처음엔 이런 궁금증이 들다가도 막상 시작해보면 바로 해결된다. 우리 몸이 흙을 찾기 때문이다. 부드러운 감촉, 편안함, 에너지를 얻을 수 있는 곳이 흙만큼 좋은 것이 없기 때문이다.

나 같은 경우 '시멘트, 우레탄, 아스팔트는 몸에 좋지 않다고 생각되어 피했지만 나무로 된 바닥은 어떨까?'라는 궁금증이 계속 생겼다. 이러한 고민은 직접 걸어보니 저절로 해결되었다. 운동장을 맨발로 걷다가 하루는 마룻바닥 강당에서 하게 되었다. 흙과는 느낌이 전혀 달랐다. 흙은 폭신폭신하고 바닥이 여러 가지로 이뤄져 있어서 새롭게 발을 디딜 때마다 다음 느낌이 기대되었다. 반면 나무 바닥은 딱딱하고 동일한 느낌이었다. 다음 발이 궁금하지 않았다. 맨발 걷기 가장 좋은 곳을 발바닥 스스로 알아낸다. 자연스럽게 좋은 흙을 찾게 된다.

맨발걷기를 시작할 때 가장 중요한 것은 장소의 접근성이다. 아무리 좋은 흙이더라도 거리가 멀면 자연스럽게 마음이 멀어진다. 다행스럽게도 우리 집 아파트 후문 앞에는 학교 운동장이 있다. 항상 개방이 되어 있어 어느 시간대에도 마음만 먹으면 바로 맨발걷기를 할 수 있다.

이렇듯 맨발걷기 초기에는 학교 운동장을 가장 먼저 찾는다. 학교라는 공간이 의외로 깨끗하고 쉽게 접근할 수 있기 때문이다. 한때 우레탄이 누볐던 학교 운동장이 흙으로 돌아오고 있는 상황도 반가운 일이다. 흙과의 만남을 최대한 자주 할 수 있어 학생들에게도 다행스러운 일이다.

학교 운동장이 익숙해지면 그 다음은 산과 숲이다. 이곳은 피튼치드라고 하는 물질이 분비되어 건강 유지에 최적의 조건이다. 예전부터 등산을 좋아했던 나에게도 산은 최고다. 사계절을 뼛속까지 느낄 수 있는 곳 또한 산이다. 봄이면 새롭게 피어나는 아지랑이, 파릇파릇 돋아나는 새싹, 푸르디푸른 나뭇잎 등 눈으로 보는 즐거움이 이만저만 아니다. 특히 향긋한 냄새가 코끝을 진동하는 경험은 산 아니면 맛볼 수 없다.

여름엔 엄청난 더위를 지상에서 느낄 수 있지만 산에 오르는 순간 어느 정도 폭염을 잊을 수 있다. 소나기라도 내리는 날에 느끼는 촉촉한 흙과 발바닥의 만남은 최고의 콜라보레이션이다.

가을엔 사각사각 낙엽 밟는 즐거움이 한층 더한다. 발바닥으로 느껴지는 나뭇잎의 감촉은 어느 것보다도 폭신폭신하다. 특히 침엽수림의 낙엽은 따갑게 느껴질 수도 있지만 발 자극엔 최고다. 시간이 오래되어 그 뾰족함을 잃어버린 부드러워진 잎은 침대처럼 포근하고 아늑하다.

겨울 산에서의 맨발은 '고진감래'다. 처음엔 시린 발로 인해 무념무상으로 걷다가 점차 몸이 추위에 견디며 얼었다 녹았다를 반복한다. 이 모든 과정을 극복하고 난 후의 쾌감은 말로 표현이 불가능하다. 겨울 맨발걷기가 최고봉인 이유다. 이 시기를 겪어본 사람은 안다. 그 맛을.

산에서 맨발걷기 할 때 오감은 깨어난다. 가장 먼저 시작되는 것은 촉각이다. 학교 운동장과 달리 다소 굵은 알갱이의 흙으로 발바닥이 더 자극받는다. 물론 산에 따라 제각각이지만 다소 거친 곳이 많다. 그야말로 자연스러운 환경이다. 이곳에서 촉각이 더 예민해질 수밖에 없다.

시각을 통하여 계절에 따라 변하는 자연의 모습을 직접 볼 수 있다. 봄과 여름에는 푸름과 생동감을 체험할 수 있고, 가을과 겨울에는 누런 낙엽을 떨어뜨리며 동면에 들어가는 모습이 보인다. 눈이 즐겁게 호강하는 것이다.

청각은 새소리, 바람소리, 물소리, 사람소리를 들으며 우리가 살아있음을 알 수 있다. 귀로 들을 수 있는 모든 자연의 소리를 하나도 빠짐없이 빨아들일 수 있다는 것이 신기하다.

후각은 코로 맡는 모든 자연의 냄새다. 풀냄새, 물냄새, 나무냄새, 흙냄새 같이 자연에 속한 모든 것들이 코를 통해 들어온다. 특히 침엽수림이 많은 곳에 있는 피튼치드는 후각을 위한 친구다.

미각은 혀로 맛보지 않아도 맨발을 하는 동안 침샘이 자극되고 이로 인해 단맛이 느껴지는 행복감을 느끼는 것이다. 직접적 자극이 아니더라도 다양하게 느껴지는 맛이다. 다섯 가지 감각을 진심으로 느낄 수 있는 것이 바로 산에서의 맨발걷기다.

바다에서는 말이 필요 없다. 몸 속 정전기 제거에도 탁월할 뿐만 아니라 갯벌 흙과 바닷물, 발바닥이 이루는 삼화음은 오케스트라를 연상케 한다. 머드로 이뤄진 진흙도 최고다. 질퍽질퍽한 흙의 맛도 감칠 나거니와 갯벌을 거닐면서 다양한 체험을 즐길 수 있음이 축복이다.

황토도 빼 놓을 수 없다. 붉은색으로 인한 시각적 효과도 뛰어나거니와 시원함은 기본이고 우리 몸에 이로운 물질들을 많이 가지고 있는 것이 특징이다. 지금까지 가 본 곳 중 황토가 가장 많이 깔려 있는 곳은 대전 대덕구 장동의 계족산이다. 흔히 맨발성지라고 불릴 만큼 최적지다.

원래부터 황토가 있었던 곳은 아니고 모기업 회장이 우연한 기회에 맨발로 걷고 난 후 그 느낌이 좋아 본격적으로 조성했다고 한다. 이유야 어쨌든 황토의 가격과 유지 · 관리의 어려움으로 봤을 때 참으로 대단한 노력이다. 그러한 노력의 결과로 수많은 사람들이 혜택을 보고 있다는 사실만으로 우리가 배워야 할 선한 영향력이다.

눈이라도 내리는 날은 대박이다. 설원을 걷는 느낌은 그 무엇과도 비교할 수 없을 만큼 짜릿하다. 두뇌가 최고조로 활성화된다. 눈에서 첫 맨발의 느낌은 고통스럽지만 신선했다.

첫발을 내디디는 순간 발바닥은 시리다 못해 아려오고 눈과 손, 발끝 등은 전기에 감전 된 듯 오그라들며 머리는 아무것도 생각나지 않는 무아지경이었다.

'이러다 동상 걸리는 거 아니야?'라는 생각과 무서움이 엄습했다. '설마 죽기야 하겠어? 이왕 시작한 거 끝까지 해 봐야지.'라는 또 다른 생각이 스물스물 생겼다. 만약 거기에서 멈춘다면 다시는 눈 위를 걸을 수 없을 것이라는 생각과 스스로를 시험해보고 싶다는 마음이 합쳐져 엄청난 힘을 발휘한 것 같다. 기차가 처음 출발할 때는 느렸다가 점점 빨라지듯이 두 번째 발, 세 번째 발을 점점 빨리 디디게 되었다. 바닥에 닿는 시간을 최대한 줄이기 위한 나름대로의 최선이었다. 바닥을 디디는 속도가 점점 빨라지고 손은 앞뒤로 힘차게 흔들었으며 정신은 온통 발끝에 집중하며 버텼다.

점점 시간이 흘러감에 따라 고통의 강도는 더욱 세지고 과연 견딜 수 있을까? 하는 의문이 꼬리에 꼬리를 물었다. 한 20여 분이 흘렀을까? 이게 웬일인가? 처음의 고통이 사라졌다. 안도의 순간도 잠시 또 다시 전해오는 고통의 강도는 처음과 비교할 수 없을 만큼 강했다. 또 다시 고난의 길로 접어든 것이다. 끝없는 고통 속에서도 한 줄기 희망의 빛만 보인다면 극복할 수 있듯이 다시 안도의 순간이 찾아왔고 눈 위 맨발걷기를 성공리에 마쳤다.

　맨발걷기는 장소가 크게 중요하지 않다. 앞에서도 말했듯이 몸이 스스로 느끼며 좋은 곳을 찾아가게 되어 있다. 결국 중요한 것은 장소라기보다는 의지력이다.

2
시간을 자유롭게 하자

맨발걷기는 언제, 얼마만큼 해야 할까? 평소 내가 가진 의문이다. 맨발걷기 시간은 천편일률적으로 적용하기 어렵다. 사람마다 체질, 습관, 컨디션이 다르기 때문이다. 날씨, 계절에 따라서도 차이가 난다.

우선 맨발걷기는 언제 해야 할까?

사람의 습관은 하루아침에 형성되는 것이 아니라 꾸준한 삶의 패턴에 따라 결정된다. 수면형태에 따라 새벽형과 올빼미형으로 나눌 수 있다. 새벽형은 일찍 자고 일찍 일어나는 스타일이고 올빼미형은 그 반대다. 일반적으로 새벽형이 더 바람직하다고 말하지만 개인 고유의 삶의 방식이기 때문에 단정적으로 말할 수는 없다.

맨발걷기도 새벽이 좋은지, 낮이 좋은지, 저녁 혹은 밤이 좋은지는 중요하지 않다. 오히려 꾸준히 한다는 그 자체가 훨씬 더 중요하고 관심을 가져야 하는 부분이다.

개인적으로는 새벽을 선호한다. 그 이유는 하루의 시작을 알리는 처음, 시작이라는 의미에서 좋다. 마음속에 '새벽을 깨우리로다'라는 마음으로 늘 하루를 여는 이유다.

다른 이유로는 맨발걷기를 하나의 숙제로 생각하기 때문이다. 학창시절 '숙제는 꼭 해야 하는 보물로 여겼기 때문에 반드시 했다. 맨발걷기도 마찬가지다. 최근 운동의 흐름은 '7560＋'다. 1주일(7)에 다섯 번(5), 60분 이상(60＋) 운동 하자는 슬로건이다. 1주일에 두 번 정도는 빠져도 괜찮다는 것이다. 맨발걷기에 대해서는 매일 해야 한다고 생각한다. 매일 꾸준히 실천하게 되는 이유다. 퇴근 후 잡힌 여러 가지 일정과 약속 등으로 숙제를 하지 못할 때가 많다. 새벽맨발을 선호하는 이유다.

퇴근 후 회식으로 인해 맨발 숙제를 빠뜨릴 위기에 처한 적이 있었다. 한참 술을 마시고 나니 밤 12시가 다 되어 집으로 돌아가게 되었다. 그냥 집에 가면 숙제를 할 수 없기에 인근 운동장에 가서 맨발걷기를 하고 집으로 귀가했다. 그때 시간이 새벽 1시 30분 정도였다. 임무를 마치고 난 후의 뿌듯함이란 말로 다 설명할 수 없다.

새벽에 깨어 미지근한 물 한 잔 마시고 책 읽기와 글쓰기를 마치고 나면 맨발걷기가 시작된다. 이른 새벽 신선한 공기와 홀로 걷고 있는 운동장, 지저귀는 새소리, 나무와 풀을 만나게 되는 시간은 만물의 기운을 그대로 스펀지처럼 몸으로 빨아들일 수 있는 최상의 좋은 조건이다. 이렇게 받은 에너지로 하루를 출발하는 기분은 세상 그 어느 것과도 비교불가다.

새벽 맨발걷기를 가장 힘들게 하는 것은 겨울이다. 그 시기의 추위와의 싸움은 장난 아니다.

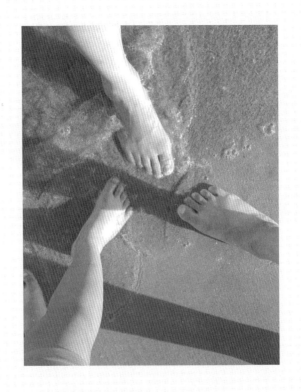

새벽에 하느냐, 낮에 하느냐,
저녁이나 밤에 하느냐는 크게 중요한 문제가 아니고
시간이 허락할 때 꾸준히 그것을 하고 있느냐
그렇지 않느냐가 중요하다.

 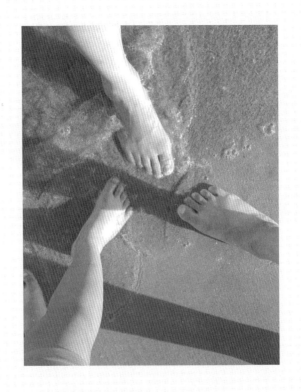

내가 겪었던 경험으로 가장 추웠던 시기는 체감온도 영하 13도 정도 되었다. 겨울에는 보통 옷을 세 겹 정도 끼어 입고 출발을 하는데 머리에는 귀까지 모두 가릴 수 있는 털모자, 두꺼운 파카, 장갑, 마스크, 발 토시, 털 있는 바지 등 그야말로 발을 제외한 모든 부분을 가리고 시작한다. 그나마 기온이 다소 높을 때는 상관이 없는데 영하 13도 정도 되면 그 고통은 이루 말할 수 없다.

그날은 학교 운동장에서 했는데 발바닥을 땅에 대는 순간 전기에 감전되듯 온몸이 차가움이라는 것에 완전히 젖어 아무 생각이 없게 되었다. 다음 발을 내디딜 때는 이렇게 하다가 내가 살 수 있을까? 하는 의문이 강하게 들 정도로 날씨가 춥고 발이 시리다 못해 아려왔다. 점점 시간이 흘러 갈수록 몸도 데워져 추위를 이겨낼 수 있었지만 아무튼 겨울 맨발의 최대 난코스는 새벽 시간대이다. 새벽 맨발걷기를 고통이라 부르는 이유다. 그래도 '고진감래'가 있기에 이겨낼 수 있었다.

다음으로 맨발걷기를 얼마 정도 양으로 해야 하는지에 대한 물음이다. 앞에서도 언급했듯이 신발을 신고하는 걷기는 개인적인 판단으로 두 세 시간 정도는 해야 운동으로써 느낌이 온다.

맨발걷기는 일반 걷기의 두세 배 정도는 효과가 있다는 것이 내 생각이다. 운동화라는 갇힌 공간이 맨발로 인해 열리게 되고 맨발걷기를 하면 발의 근육과 뼈가 모두 사용되며 뇌 활성화도 활발하게 이루어지기 때문에 운동효과는 일반에 비해 훨씬 크다. 시간을 무 자르듯이 딱 잘라서 얼마로 얘기하기는 어렵지만 일반적으로 한 시간 정도는 해야 운동의 느낌이 드는 것 같다. 물론 지극히 개인적 판단이다.

또한 맨발걷기를 경험한 양의 정도에 따라 다르다. 초보자들이 처음부터 한 시간 이상씩 하다 보면 평소 하지 쓰지 않았던 발로 인해 부상이 올 수 있다. 그래서 자신의 체질과 체력, 신체적 특성에 맞게 하는 것이 가장 좋다. 모든 운동이 마찬가지겠지만 특히 맨발걷기는 자신의 컨디션에 의해 좌우된다. 매일의 몸 상태가 변하기 때문에 어떤 날은 서너 시간을 해도 크게 무리가 없는 날이 있는가 하면, 어떤 날은 시작할 때부터 발바닥이 아파오는 경우가 있다. 그날그날의 몸 컨디션을 체크하면서 활동을 하는 것이 바람직하다.

213일차(아내 48일차), 낮 맨발걷기, 경북 문경새재, 5시간 50분, 30151보.

문경새재 걷기행사 참석차 어제 미리 시골에 올라왔다. 새벽 3시에 잠을 깨어 개인적 일을 마치고 6시 30분 아침 식사를 마치고 장도에 올랐다. 문경새재 가는 내 모습이 마치 과거 시험 치러 올라가는 선비인양 설레고 긴장되었다.

대구에서 오는 버스 출발 시각이 8시 30분이고 3관문에서 출발한다고 하니 1관문에 차를 두고 3관문으로 가려면 서둘러야 했다. 8시에 출발해서 3관문에 10시에 도착했다. 예전에 와 봤던 기억과는 달리 입구에 발 씻는 곳과 신발 보관함이 새로 만들어지고 길도 좀 더 정비가 잘 되어 있는 듯했다.

무엇보다도 끊임없이 흘러내리는 물이 경이로웠다. 몇십 년은 되어

보임직한 아름다리 소나무가 세월의 흐름을 말해주며 이곳의 역사를 가늠하게 해 준다.

제1관문 주흘관을 지나 제2관문 조곡관까지 가는 길은 단숨이라는 표현과 함께 빠르게 움직였고 남은 시간을 고려하여 휴식 시간을 가졌다. 이리 보고 저리 봐도 아름답고 시원하며 멋진 이곳이 오늘따라 더 소박하고 자연스러워 보인다. 그래서 더 값진 것 같다. 혼자 걸으면 혼자대로 좋고 같이 걷는 길은 함께라서 좋은데 지금은 합발이다. 더욱 좋은 이유다.

바닥은 마사토인데 그렇게 거칠지 않아 맨발걷기에 딱이다. 중간에 깔린 황토가 섞인 마사토는 더욱 맨발걷기를 생각나게 한다. 휴게소 사장님께 물어보니 황토 마사토로 지속적 관리를 한단다. 사람의 노력에 찬사를 보낸다. 마사토를 밟으며 흐르는 물소리를 음악 삼아 걷는 이 길을 옛 선비들이 걸었다니 그 여유와 풍광이 부러웠다. 시상이 잘 떠올라 이곳을 지나 한양을 갔던 사람들은 모두 장원 급제를 했을 것 같다.

드디어 도착한 제3관문은 경상북도 문경군과 충청북도 괴산군을 이어주는 연결 통로 역할을 한다. 연풍재라는 곳은 오늘 처음 가보는 곳인데 주차장까지 거리가 1.3km 정도 된다. 1차에 총 거리 7.8km. 다시 그 길을 따라 왕복을 한다. 맨발걷기 거리가 15.6km 정도 된다. 내려오는 길 계곡 물에 발 담그니 잠이 스르르 쏟아진다. 잠시 눈 감고 차가운 물을 음미하다 다시 내려오는 발걸음이 가볍다.

위의 글은 나의 맨발걷기 213일차, 아내 48일차 시기에 문경새재를 함께 걸은 소감이다. 이 글에서도 잘 나타나 있듯이 7개월을 하루도 안 빠지고 했던 경험자와 한 달 정도 된 초보자가 함께 낮 시간대에 15.6km라는 거리를 맨발걷기 했다는 이야기다.

언뜻 보면 이해가 되지 않을 수도 있다. 초보자와 경험자가 어떻게 그렇게 먼 거리를 함께 맨발걷기를 할 수 있는지 의심의 눈초리로 볼 수 있다. 평소 걷기에 익숙한 아내이기에 가능하다.

결과적으로 새벽에 하느냐, 낮에 하느냐, 저녁이나 밤에 하느냐는 크게 중요한 문제가 아니고 시간이 허락할 때 꾸준히 그것을 하고 있느냐 그렇지 않느냐가 중요하다.

맨발걷기의 총 시간 양도 초보는 몇 분, 몇 년 이상 된 사람은 몇 시간 이렇게 정할 수 있는 문제가 아니라 그날의 몸 상태, 평소 걷는 양, 자신의 생각에 따라 자유롭게 조절 가능하다. 반드시 고려해야 할 부분은 절대 무리하면 안 된다는 것이다. 평소 하지 않던 사람이 갑자기 무리해서 부상을 입는다면 그 만큼 쉼의 시간을 가져야 하고 그 결과는 맨발걷기를 꾸준히 못하는 결과로 귀결될 수 있다. 결국 자신의 컨디션을 잘 체크해야 한다. '과유불급'이다.

3

날씨에 구애받지 말자

비오는 날은 우산장수에게는 좋은 날이요. 짚신장수에게는 슬픈 날이다. 왜냐하면 우산은 많이 팔 수 있고 짚신은 그렇지 못하기 때문이다. 운동도 마찬가지다. 적은 양의 비라도 쌓이면 운동할 때 방해가 되어 정상적인 경기를 하지 못한다. 체육대회나 운동경기가 있을 땐 항상 날씨로 인해 고민을 많이 겪는다. 물론 실내에서 하는 경기는 크게 문제되지 않는다.

맨발걷기는 이런 걱정을 전혀 할 필요가 없다. 비가 오면 비오는 대로, 눈이 오면 눈 오는 대로, 맑거나 흐리거나 구름이 끼거나 바람이 불어도 전혀 문제되지 않는다. 비는 오히려 촉촉한 대지를 만들기 때문에 맨발걷기를 더욱 열심히 할 수 있도록 해준다. 맨발걷기 하는 사람들에게 비가 축복이라고 말하는 이유다.

평소 딱딱하게 느껴질 수 있는 흙이 비를 맞으면 질퍽질퍽 변하고 그로 인한 느낌은 그 어떤 것에 비할 바가 아니다. 아래 글은 비가 오는 우중 맨발걷기의 기쁨을 한 편의 에세이로 나타낸 소감록이다.

192

"새벽비가 아~ 주룩주룩 철길을 적시네. 새벽비가 아~ 주룩주룩 지붕을 적시네……"로 시작되는 유행가 가사가 떠오르는 새벽이다. 오랜만에 맛보는 진정한 우중 맨발걷기다. 시골 어머니의 한숨 소리가 잦아들어 행복한 날이기도 하다. 더불어 맨발걷기인들의 체험! 맨발 현장이 되어 기쁨은 두 배다.

그 옛날 겨울 우중 맨발걷기의 슬러시, 샤베트가 새록새록 떠오르는 맛이 기가 막힌다. 요즘 발바닥이 전성기를 맞았다. 초절정 감각기관으로서 본연의 임무에 충실하며 최고의 찬사를 받고 있다.

맨발로 다니고, 운전하고, 공부한다고 유난 떨 것은 없지만 변화된 내 모습에 나도 놀라고 하늘도 놀라는 중이다. 비가 오면 우울해지고 침울했던 과거의 모습을 훌훌 던져버리고 빗속으로 뛰어들어 그 순간을 만끽하고 있다. 발바닥이 손바닥의 감각을 앞서가는 듯한 묘한 느낌을 받는다. 그도 그럴 것이 땅바닥과의 끊임없는 교감을 통해 원래 모습을 되찾은 것이다. 이런 모습이 뇌에도 전이되어 잘못된 습관을 서서히 바로잡아가는 중이다.

잠자고 일어나는 시간이 규칙적으로 변했다. 그 이면엔 술자리를 갖지 않으려는 의지력이 반영되었다. 맨발걷기를 핵심습관으로 한 독서, 글쓰기 덕분이다. 자아존중감이 서서히 좋아지고 있다. 과거 부정적이고 비관적이었던 생각, 고뇌가 서서히 걷히고 '나'를 사랑하게 되었다.

주변을 바라보게 되었다. 앞만 보고 달리던 카레이서에서 셰어링 카로 갈아타게 되었다. 생각보다 세상은 넓고 자신을 사랑하며 열심히 목표를 향해 항해하는 사람들이 많음을 보게 되었다.

신체적 변화는 누구나 느끼니 더 이상 말할 필요가 없을 만큼 좋아지고 있다. 가장 큰 변화는 무릎부상에서의 회복이다. 아직 장담은 이르지만 이 부분이 제일 감사하다.

글을 쓰는데 비바람을 동반한 폭우로 쓰기가 점점 어려워진다. 덕분에 머리카락에서 한 방울 두 방울 이슬이 또로록 굴러 떨어진다. 이 순간 멈추지 않고 목표한 시간을 채우기 위해 계속 걷고 있는 나 자신에게 격려의 박수를 보낸다. 맨발걷기 시작 이후 최고의 초절정 우중 맨발 체험의 순간이다. 아내도 멈추지 않는다. 마치 하늘에서 금은보화라도 내려주듯 이 순간을 즐긴다. 맨발인에게 비는 축복이요, 감사의 증표다. 오늘로 가뭄이 완전해갈 될 것 같아 감사하다.

과유불급이라고 했던가? 너무 많이 와서 홍수가 나지 않기를 비는 마음 간절하다.

머리카락, 옷이 다 젖었는데도 행복감을 느낀다. 순간 어린 시절 하교 때 맞았던 그 비가 떠올라 배시시 웃음 지어본다. 최강 우중 맨발로 시작하는 오늘이 영원히 기억될 것 같다(맨발걷기 231일차 소감록).

2017년 12월 마지막 날 그날도 비가 왔다. 비가 오면 으레 소감이 즐거움으로 변한다. 평소에 해보지 못한 우중 맨발이 가능하기 때문이다. 백날 글로 이렇다 저렇다 떠들어 봐야 직접 밟아 보지 않는 한 그 느낌을 이해하기 어렵다. 간접적으로나마 나의 진정한 체험담을 맛보는 것도 좋을 것 같아 소개해 본다.

 무술년 마지막날 하늘에서 반가운 소식이 전해온다. 겨우내 우리를 그렇게 힘들게 하던 가뭄을 단숨에 해결해 주는 반가운 단비 소리다. 이러한 좋은 환경을 맞이하며 따뜻한 봄날 한밤 우중 맨발을 실행 중이다. 비오는 날 해 본 적은 몇 번 있었지만 한 손에 우산의 무게를 견디며 걷는 것은 처음이다. 그래서 아직 난 사계절 중 겨울이라는 1단계를 겨우 넘어선 초보 탈출생인가 보다. 아직 완연한 봄은 아닌지라 발은 약간 시린 듯하지만 먼지 없는 촉촉한 대지와 맨발과의 교감 속에서, 꿈틀거리는 흐뭇한 만족감이 머리를 사정없이 뛰게 하는 역동적인 삶의 체험 현장을 경험 중이다. 이래서 다들 우중 맨발걷기에 푹 빠지는가 보다. 먼지 없어 좋고, 발의 촉촉함이 시원해서 즐거우며, 홀로 걷는 운동장이 있어 행복감 그득하다. 다 끝난 후 돌아와 마시는 물은 그야말로 감로수다. 한밤 우중 맨발과의 진정한 만남을 가진 오늘 나 자신은 그야말로 행운아고 행복인이다. 내일 새벽은 또 어떤 느낌일까? 벌써부터 설렌다 (맨발걷기 112일차 소감록).

겨울에 비가 오면 대지는 완전히 얼거나, 얼거나 녹은 상태가 혼합된 채 다채로운 모습을 나타낸다. 무더운 여름날 아이들이 많이 찾는 슬러시, 샤베트가 생각나기도 한다. 사각사각 밟히는 발의 모습이 재미있는 장난감이다. 구체적인 소감록은 아래와 같다.

질퍽질퍽, 사각사각, 때로는 슬러시처럼, 어느 땐 샤베트처럼 발바닥이 온통 아이스크림과 춤을 춘다. 그 옛날 추웠던 눈밭은 자갈이나 돌처럼 날카롭고 성가셨지만 오늘은 전혀 색다른 부드러움과 촉촉함이 살아 있다. 또한 시간이 흐를수록 맨발에 최적화되어 가고 있다. 몸도 마음도. 역시 맨발의 중심엔 내가 있나 보다. 충분한 휴식을 통한 컨디션 회복은 맨발에도 긍정적 영향을 주니 말이다. 또한 늘 중요한 몸 따뜻하게 하기도 한 몫을 한다. 어제보다 파카 하나 더 입을 뿐인데 훨씬 편안함과 안정감을 준다. 때 아닌 봄 눈 밭은 신선함마저 준다. 축령산과 강천산 눈 바다의 고통은 뇌를 쥐어짜는 듯한 극한의 시련을 안겨주었지만 오늘은 참을 만한 자극이 온다. 이 모든 게 그 어려웠던 시절을 무사히 건너냈기에 가능한 것이 아닐까? 그렇다고 완전 편안하고 즐거운 것은 아니다. 강도는 덜하지만 자극이 왔다가 사라지는 게 우리네 인생과 너무나 흡사해 신기할 따름이다. '행복하다고 웃지 말고 불행이라는 생각으로 울 필요도 없다.' 인생은 새옹지마니까. 오늘도 따뜻한 날씨의 도움으로 무사히 1시간 이상의 목표 맨발걷기를 마쳤다. 참 고마운 일이다 (맨발걷기 120일차 소감록).

2018년 2월 3일 토요일은 푹푹 빠지는 눈밭을 맨발로 걷는 엄청난 고통의 체험을 했다. 1차는 전남 장성 축령산, 2차는 전북 순창 강천산에서 만났다. 발목까지 푹푹 빠지는 눈은 나를 가만히 두지 않았다. 머리가 터질 듯한 고통 속에서도 꾹 참고 앞으로 나아가는 모습이 뚜벅이를 연상케 했다. 구체적 소감은 다음과 같다.

 한 분의 꾸준함에 하늘이 내린 축복의 땅 편백나무 숲. 토요일마다
새로운 곳을 꿈꾸던 차에 오늘은 장성 편백숲으로 달렸다. 아뿔싸
가면 갈수록 쏟아지는 눈! 다시 집으로 가야 하나? 목표 달성을 위
해 고! 고! 고! 눈은 생각지도 못했는데 그야말로 눈 뒤덮인 알프
스. 축령산은 춘원 임종국 선생이 20년간 맨몸으로 삼나무, 편백나
무를 600ha 이상 심었다는 소개 글을 읽으며 저절로 고개가 숙여
진다. 수목장으로 가서 존경의 묵념을 올리고 내려온다. 처음 맨발
을 시작했다가 1분 만에 신발 신고 가다가 맨발 숲길이 있어 다시 7
분 맨발. 마지막 하산 길 20여 분은 몸이 완전 따뜻해져 맨발이 한
결 좋아져 차까지 걸었다. 단전에 집중하며 숨을 길게 내시고 들이
마시기를 지속하니 추위가 덜 느껴진다. 추위를 이기는 하나의 방
법이 되겠다. 남을 위해 '같이'라는 생각을 몸소 실천하신 춘원 임
종국 선생을 기리며 난 무엇을 해 왔고 어떻게 살아가야할지? 고민
이 하나 새롭게 고개를 든다. 휴식으로 충전 하시는 주말 되십시오
(맨발걷기 87일 1차 소감록).

인터넷 검색 맨발걷기 좋은 장소로 대전 계족산, 순창 강천산, 문경
새재, 울산 봉대산 4곳이 나오는데 계족산은 1월 6일에 갔고 오늘
은 순창 강천산을 올랐다. 맨발 명소답게 맨발 산책로 2.25km가
잘 닦여져 있다. 군립공원이라 입장료 3,000냥을 냈지만 돈이 하
나도 아깝지 않은 수려한 경치와 친절한 이정표가 참 마음에 들었

다. 늘 느끼는 것이지만 또 어떤 곳에 좋은 곳이 더 있을지 몰라 감히 최고라는 말은 아껴 두어야겠다. 근데 정말 좋다. 봄, 가을엔 인산인해를 이루지 싶다. 하산 30분을 맨발에 투자한 오늘은 참 멀리 왔지만 알찬 하루다. 다음엔 울산 봉대산을 오를 수 있는 기회를 하늘이 허락해 주시길 간절히 기도한다. 전국 맨발투어로 하루하루를 새기고 싶다. 푹 쉬는 주말 되십시오.(맨발걷기 87일 2차 소감록).

봄, 여름, 가을, 겨울 사계절마다 맨발걷기로 느끼는 발의 감각은 천차만별이다. 특히 비가 오거나 눈이 오는 날은 특별한 체험을 하는 축복받은 날이다. 음식도 골고루 먹어야 영양의 균형을 이루듯 맨발걷기도 다양한 날씨에 따라 여러 가지 체험과 다른 생각을 느낄 수 있다. 날씨에 특별히 구애받지 않고 꾸준히 맨발걷기 하는 습관이 형성되면 몸과 마음이 훨씬 건강해질 수 있다. 오늘 혹시 비가 오는가? 그렇다면 당장 맨발로 흙을 밟으러 나가자. 특별한 날이니까.

4

특별한 방법은 없다

2018년 6월 27일 밤 11시. 러시아에서 열린 축구 월드컵 독일과의 경기는 지금까지의 그 어떤 경기보다 극적이었다. 그때까지 독일은 세계랭킹 1위였고 우리나라는 57위였기 때문에 누가 봐도 독일의 승리는 당연했다. 그러나 우리나라가 2대 0으로 독일을 이겼고 전 세계는 경악했다. 이 한 경기를 이기기 위해 선수들이 얼마나 열심히 운동을 하고 땀을 흘렸는지는 말하지 않아도 잘 알 것이다. 운동을 잘하기 위해서는 여러 가지 방법과 기능이 필요하다. 축구를 잘하기 위해서는 정확한 드리블, 강한 킥, 멀리 찰 수 있는 힘이 있어야 하고, 달리기를 잘하기 위해서는 팔, 다리를 힘차게 움직여 끝까지 뛰어야 하며, 농구를 잘 하기 위해서는 공을 자유자재로 드리블 하며 슛을 정확하게 넣을 수 있어야 한다. 이 같은 운동은 모두 경쟁을 필요로 하며 상대방을 이기는 것을 목표로 한다. 경기에서 지면 화가 나고 다음에 이기기 위해 엄청난 양의 연습을 한다. 신체적, 정신적 스트레스가 이만저만이 아니다. 건강을 위한 운동은 심리적 압박으로 다가

오고 그 결과 신체적으로 많은 부상을 당한다.

맨발걷기는 특별한 자세와 방법을 필요로 하지 않는다. 사람에 따라서는 발 모양을 어떻게 하고 시선은 어디를 봐야 하며 등의 정확한 자세를 요구하기도 한다. 사람이 운동을 할 때 가장 어려운 것이 자세와 방법이다. 복잡할수록 더 하기 싫어지고 꾸준히 하기 어렵다.

처음 맨발로 걸었을 때부터 천천히 걷기 시작했다. 걷는 과정에서 일어나는 다양한 생각에 집중하기 위해서다. 걸으면서 지속적으로 글도 썼기 때문에 천천히 걷는 것이 훨씬 좋았다.

한참 맨발걷기를 하던 어느 날 처음 시작하는 동료가 물었다.

"부장님! 맨발걷기 할 때 시선은 어디를 봐야 되요?"

"시선은 앞을 보고 편안하게 걸으면 돼요. 보통 각도를 몇 도로 하고 자세는 어떻게 하라고 하잖아요. 그렇게 하면 힘들어요. 그냥 몸에 힘 빼고 편안하고 자연스럽게 걸어요."

"지난번 연수 가니까 정면을 보고 팔은 앞뒤로 힘차게 흔들며 걸으라고 하던데요. 아닌가?"

"그렇게 해도 되고 제가 말한 것처럼 천천히 편안하게 걸어도 돼요."

"그러면 팔은요? 속도는 어느 정도로 걸어야 돼요."

"그것도 몸이 가는대로 편안하게 하는 게 제일 좋아요."

"자세 잡을 필요 없어요?"

"자세 잡고 팔 흔드는 각도, 속도 이런 거 다 신경 쓰면 걷기 힘들어지고 하기 싫어져요."

"그냥 편안하고 최대한 자연스럽게 자기 체력에 맞는 속도로 걷는 게 최고예요."

"아, 그렇구나. 나는 빨리 걷는 게 좋던데."

"빨리 걷는 게 좋으면 그렇게 하시면 돼요. 중요한 건 특별한 방법이나 자세가 있는 것은 아니고 스스로가 느끼는 가장 편안한 방법으로 하는 게 제일 좋아요."

맨발걷기의 방법에 대한 생각은 저마다 다르다. 내가 생각하기에는 특정한 방법과 자세를 요구하기 보다는 자신이 가장 편안하다고 생각하는 방법으로 걸으면 된다. 중요한 것은 자세나 방법이 아니라 꾸준히 하느냐, 그렇지 않느냐이다.

맨발로 편안하게 꾸준히 걷다 보면 조화와 균형 잡힌 자세가 만들어진다. 그게 맨발걷기의 매력이다.

또한 어디를 걷느냐가 중요하다. 몸 속 정전기 제거를 위해서는 바닷물과 함께 걷고 자연에서의 피톤치드를 듬뿍 얻기 위해서는 산을 오르며, 몸 속 기운을 받고 힘을 얻기 위해서는 황토를 걸으면 된다.

우연한 기회에 대관령에서 있었던 맨발걷기 대회에 참가했다. 30여 명의 맨발걷기 애호가들과 함께했다. 전문가처럼 보이는 분이 맨발걷기 방법에 대한 강의를 했다.

"맨발걷기는 인체공학적 측면에서 여러 가지 방법이 있습니다."

"곧게 섰다가 그대로 앞으로 넘어지는 연습을 하다 보면 관성에 의해서 몸이 앞으로 쭉쭉 밀려 나갑니다. 이러한 방식으로 뛰면 걷는 것보다 훨씬 편합니다."

과학적 방법으로 자세하게 설명하는 모습이 전문가다운 면을 엿볼 수 있었다. 자세나 방법에 대한 이야기에 관심 없고 머릿속으로 떠오르는 생각을 글로 적는 것에 익숙했던 나로서는 다소 생소했다. 그 이야기를 대수롭지 않게 생각하고 넘겨 버렸다.

설명하는 공간을 벗어나 평소에 하듯 몸과 마음을 편안히 하고 발끝으로 전해져 오는 감각에 모든 생각을 집중하고 오로지 걸었다. 그 순간만은 생각과 마음이 하나 되고 하늘, 땅, 몸이 하나 되는 천지인 삼합의 순간이다. 그 어떤 외부 환경에 의해 방해받지 않고 오로지 나 자신만 생각했다.

맨발걷기 하는 순간만큼은 적어도 나 자신에 집중할 수 있으니 이렇게 좋은 시간이 있을까? 누가 시키지 않아도 내가 세상에 중심 되는 체험을 할 수 있기 때문에 계속하게 된다.

겨울이 되면 절정이다. 겨울은 봄, 여름, 가을과 달리 매서운 날씨다. 그것을 견디기 위해서는 옷을 한 겹, 두 겹 세 겹 이상 입어야 한다. 두꺼운 옷 하나 입는 것보다 얇은 옷 여러 겹 입는 것이 훨씬 더 따뜻하기 때문에 몸을 여러 겹 감싸는 것이다. 수도관을 보호하기 위해 스펀지를 여러 겹 두루는 것처럼 말이다. 옷만 여러 겹 입는 것은 아니다. 발목 위에는 토시를, 머리에는 털모자를, 손에는 장갑을, 얼굴엔 마스크를 덮어야 한다.

오직 발만 드러나게 하고 그 외의 것은 꽁꽁 싸맨다. 겨울로부터 몸을 보호하기 위해서다. 걷는 방법도 다르다. 처음 걸을 때는 몸이 차다. 몸을 데우기 위해서 팔을 앞뒤로 힘차게 흔든다. 뛰기도 한다.

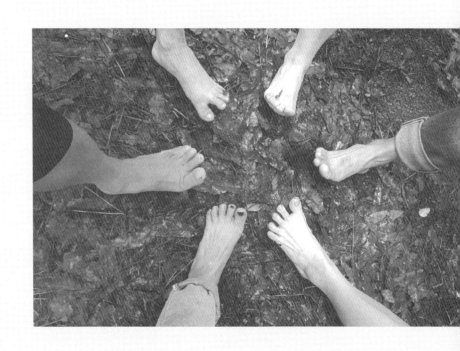

처음 맨발로 걸었을 때부터 천천히 걷기 시작했다.
걷는 과정에서 일어나는 다양한 생각에 집중하기 위해서다.
걸으면서 지속적으로 글도 썼기 때문에
천천히 걷는 것이 훨씬 좋았다.

최대한 빨리 양발을 번갈아 땅바닥에 디딤으로써 대지에 닿는 순간을 적게 한다. 20여 분의 시간이 흐르면 몸에서 열이 나기 시작한다. 그 이후 걷기가 한층 편해진다. 천천히 생각하며 걷는 것이 가능하다.

물론 여기서 끝은 아니다. 잠시 후 20여 분의 시간이 지나면 또 머리가 터질 듯 추운 순간이 찾아온다. 다시 뛰고 힘차게 팔을 앞뒤로 흔든다. 이 모든 상황이 우리네 인생과 흡사하다. 등산과도 똑같다. 오르막이 있으면 내리막이 있고 내리막이 나타나면 다시 오르막이 열리는 것과 같다. 맨발걷기에서 삶과 인생을 배울 수 있는 이유다.

눈 위를 밟을 때 드는 생각과 고통은 최고봉이다. 처음 눈 위를 밟을 때는 과연 눈 위를 걸을 수 있을까? 하는 의문이 계속해서 생긴다.

땅바닥을 가릴 정도의 눈 내린 날 처음 걸었다. 눈이 듬성듬성 있었기에 생각보다 힘들지 않았지만 그 고통은 심했다. 30여 분 이상을 걸었다.

다소 많은 눈이 내린 날 또 다시 걸었다. 아는 동생과 함께했다. 그 친구는 키 183cm의 건장한 체격에 운동이 수준급이었다. 그 동생은 양말을 신고 눈 위를 디뎠다. 한 20여 분 했을까? 스스로 포기했다. 발 아프고 아리고 시리고 여러 가지 이유에서였다. 물론 나도 힘들었다. 머리가 깨질 듯 아팠고, 괜히 시작했다는 후회가 들 정도였다. 앞에서 말한 '고통→안정→고통→안정'의 사이클로 50여 분을 걸었다.

"형! 진짜 대단하십니다."

"뭐 이거 가지고"

"난 20분 이상 못하겠던데."

"제가 눈 뜨고 봤으니 거짓말이라고는 못하겠고 아무튼 대단합니다."

이런 저런 대화가 오가며 그날의 막은 내렸다.

5

타인의 눈치를 볼 필요가 없다

장남인 아들은 맨발걷기를 부끄러워한다. 한창 맨발걷기를 할 때 하루는 아들에게 물었다.

"아들! 아빠랑 맨발걷기 하러 갈래?"

"아뇨, 싫어요. 애들 보기 창피하잖아요."

"뭐 어때? 같이 가자."

"자꾸 그러시면 저 전학 갈래요."

"어, 알았다. 아빠 혼자 갈게."

아들에게 처음 맨발걷기를 권유할 때 들었던 소리다. 그 당시 사춘기인 아들은 남의 이목을 중요시했다. 남과 다른 상황에 사람들은 누구나 거부감을 가지게 된다.

2017년 1월 6일 새벽 6시. 차를 몰고 찾아간 곳은 대전 대덕구 장동 계족산이다. 흔히 맨발 성지라 불릴 만큼 황토가 14.5km 정도 깔려 있어 맨발걷기 하기에 좋은 곳이다. 그곳에 도착한 시각이 8시 정도 되었으니 중간에 휴게소 들러 쉬는 시간을 제외하면 1시간 30정도 걸린 듯하다.

흔히 황토라고 하면 촉촉한 감촉이 일품인 빨간 흙을 연상하게 된다. 그날은 예상이 빗나갔다. 도착했을 때의 기온이 영하 8도 정도 되었으니 폭신폭신한 땅을 기대하는 것은 지나친 욕심이었다. 주차장에 차를 대고 막상 출발을 하려고 하니 신발 벗기가 두려웠다. 맨발걷기를 시작한 지 50여 일 된 시점이고 전 구간을 걷자니 거리가 너무 멀었으며 온도가 영하 8도라니 그 상황에서 맨발로 걷는다는 것은 상상도 하지 못할 일이다. 이왕 도전하기로 마음먹었기에 마음 속 총성소리와 함께 출발이 시작되었다.

처음 시작된 구간은 아스팔트 위가 살짝 얼어서 얼음 위를 걷는 것 같았다. 이윽고 황토가 시작될 시점에 도착했다. 그 당시의 황토는 흙이 아니라 뾰족한 송곳이 나란히 서있는 듯한 착각에 빠질 정도로 날카로운 고드름 같았다. 발은 시리고 아리어 왔다. 지나가는 사람들이 이구동성으로 묻는 말

"발 시리지 않아요?"

"정말 대단하십니다."

사실 마음속으로는 '내가 지금 뭔 짓을 하고 있는 거지?'라는 생각이 불쑥 불쑥 떠올랐다. 그만큼 발은 시리고 머리는 터질 듯이 아파왔고 몸은 냉동실의 생선처럼 얼어붙는 듯한 착각 속으로 빠져 들었다. 지나가는 사람들의 한 마디, 한 마디가 거추장스럽게 들렸다. 무슨 동물원 원숭이 구경하듯 한 마디씩 내 뱉는 소리가 영 거슬렸다.

이윽고 4시간 30분이라는 엄청난 시간의 맨발걷기 후 하산을 하는

데 발이 내 발이 아니었다. 완전 동태가 된 듯 무감각했다.

'너무 오버한 거 아닌가. 이러다 정말 동상 걸리는 거 아냐?'

지나가는 사람들의 한 마디 한 마디도 신경 쓰였다. 물론 지나가는 말로 들으면 아무것도 아닐 수 있지만 아직 초보라 그런지 그런 하나하나의 말들이 신경을 건드렸다.

동상일지 모른다는 두려움 속에 급히 인터넷 검색을 했다. '동상에는 어느 과를 가야하지?'라는 초조함 속에 피부과가 검색되었고 주저할 것 없이 빨리 차를 몰고 병원으로 향했다.

피부과라고 하면 으레 여드름, 반점, 흉터 같은 곳을 치료하기 위해 들르는 곳이기에 나처럼 동상이 걸려서 찾아오는 사람은 없는 듯했다. 정말 창피했다. 그것도 손이나 얼굴 같은 곳이 아니라 사람들이 가장 멸시하고 치부하는 '발'이라는 것에 남의 눈치를 슬금슬금 보게 되었다.

이윽고 의사 선생님 진료 결과 동상이 아니라 지나친 마찰로 인한 찰과상 정도라고 했다. '휴! 다행이다'라는 한숨 소리와 함께 앞으로 어떤 온도에 어느 곳을 걸어도 동상은 걸리지 않을 것이라는 확신이 들었다. 그날 들었던 여러 가지 창피한 감정들은 두고두고 잊을 수 없어 지금도 마음 깊은 곳에 숨겨져 지내오고 있다.

양말을 벗고 맨발로 나서기 전 가장 신경 쓰이는 부분은 남의 이목이다. 어릴 때부터 양말을 신는 문제는 늘 예의를 나타내는 기준으로 존재해왔다. 만약 양말을 신지 않고 슬리퍼를 신고 다닌다든지, 집에서 맨발로 다니는 날엔 어른들로부터 불호령이 떨어지곤 했다.

할머니는 매우 엄격하시고 예의를 중요시했던 분이기에 이러한 면에서 예외는 없었다.

나의 생각도 마찬가지다. 유교적 엄격한 교육체제 속에서 학교의 엄격한 규율을 어기는 것에 대해서 굉장히 싫어했던 성격 탓에 양말을 신지 않고 운동화만 신는다든지, 슬리퍼를 질질 끌고 다니는 것에 대해서 굉장한 거부감을 가지고 있었다.

어릴 때부터 양말 없이 신발만 신고 다니는 것은 비올 때의 하교 길이었다. 그 당시만 해도 산성비니 공해니 하는 말들이 거의 존재하지 않던 시절이기에 비가 오면 으레 비를 맞고 맨발로 하교 하는 것은 일상의 풍경이었다. 그것을 오히려 즐겼다. 지금 생각해보면 엄청난 낭만이었다. 그때는 양말, 신발 모두 가방에 넣고 맨발로 거리에 존재하는 빗물을 친구 삼아 마치 시냇가를 가로지르듯 걸어서 집으로 향했다. 집에 도착하면 기다리고 있는 '엄마표 전, 따뜻한 아랫목, 포근한 군불' 이러한 삼합 아래 한 숨 자고 일어나면 세상을 다 얻은 듯 만족감이 있었다. 맨발이 허락되는 것은 그때뿐이었다. 그 이외의 활동과 생활에서는 늘 양말과 신발을 신어야 했다.

지금 생각해보면 얼마나 발이 답답하고 괴로웠을까? 참 발에게 미안하다. 그 몇십 년의 잃어버린 시간을 발에게 되돌려 주기 위해서는 앞으로 남은 인생의 시간을 맨발로 살아가야 할 것 같다. 그러한 의미에서 맨발에 대한 시각이 180도 달라졌다.

일단 나 자신이 맨발을 선호한다. 근무를 할 때에도 특별한 행사나 손님이 오지 않는 한 맨발로 실내화를 신는다. 점심 식사 시간에도 맨발로 실내화를 신으며, 결재를 맡을 때에도 그렇게 한다. 물론 주변 분들이 맨발을 선호하는 나의 습관을 아는지라 크게 언급 하지 않는다. 뒤에서 말을 할지도 모르겠지만 특별히 신경 쓰지 않는다. 이미 맨발이라는 습관이 엄청난 긍정적인 이득을 우리 신체에 가져 다주는 것을 알고 있기에 모든 분들이 그렇게 했으면 좋겠다는 것이 개인적 생각이다.

운전도 맨발로 한다. 그렇게 하기 위해서 차 안에 항상 슬리퍼, 운동화, 구두를 상주시킨다. 중요한 일이 있을 때에는 구두, 일상적인 생활에서는 운동화, 운전하기 전에는 슬리퍼로 신고 생활하다 보니 편안하다. 처음 맨발로 운전을 하려고 할 때 불편한 것이 브레이크였다. 엑셀을 밟고 난 후 브레이크를 밟으려고 하니 제대로 밟기가 어려웠다. 발가락과 발바닥 사이가 걸렸다. 그래서 발뒤꿈치를 완전히 든 상태에서 하니까 편안하게 할 수 있었다. 완전히 원시인 생활로 돌아간 듯하다. 그래도 편안해서 계속 맨발을 고집하는 줄도 모르겠다.

이제 쇼핑을 하거나 서점에 갈 때에도 가급적 맨발에 슬리퍼를 신고 이동한다. 남들이 보기에는 좀 이상하게 보일는지 모르겠지만 그렇게 살아가는 삶이 너무 좋다. '신발이 내 몸을 망친다'에서 보았던 신발과 몸과의 여러 가지 관련된 이야기들이 머릿속에 떠오를 때면 나의 이러한 사소한 습관이 건강한 삶을 보장해 준다고 생각하기에 남의 이목은 특별히 신경 쓰지 않는다. 적어도 내가 그들에게 특별히 불편함과 피해를 주지는 않기에.

최근에 슬리퍼나 샌들을 신고 맨발로 다니는 사람을 유심히 보는 습관이 생겼다. 사람이 참 간사하다는 말이 맞다. 예전에는 그러한 모습을 볼 때면 심기가 불편하고 마음속에서 뭔가가 치밀어 올랐지만 지금은 오히려 그러한 분들이 내 동지 같고 참 괜찮다는 마음이 들기 시작하니 말이다.

이상한 변화다. 이상하기 보다는 맨발걷기를 오래한 결과 나타난 정상적인 시각의 변화라는 말이 더 맞는 것 같다.

새벽마다 인근 중학교 운동장에서 맨발걷기를 한다. 함께하시는 어르신들도 몇 분 계신다. 처음에는 맨발을 권유하기도 하고 하시지 않는 이유를 여쭙기도 했다.

그 중 서너 분들은 직접 맨발로 걸으신다. 너무도 반갑고 행복한 느낌이다. 맨발걷기 동지를 만났다는 반가움도 있지만 그분들이 그동안 억눌렸던 자신의 발에게 맨발이라는 행위를 통해 자유를 주기 때문이다.

아직 맨발을 하시지 않는 분들도 계신다. 그 이유로 예전에 해 봤는데 발도 아프고 특별히 해야 할 이유가 없다는 것이다.

그분들도 신발을 벗고 맨발로 천연 대지의 기운을 받으시기를 간절히 기원한다. 이러한 마음들이 전달되면 언젠가는 맨발로 운동장을 걸으시리라 믿는다.

이제 맨발걷기는 필수다. 아직 하는 분들보다 그렇지 않은 분들이 훨씬 많지만 가랑비에 옷 젖는 줄 모른다고 꾸준한 홍보와 나 자신의 실천 모습을 보고 같이 하는 분들이 많이 나타나리라 생각된다.

내 형제, 가족, 이웃에서 시작해서 점점 더 범위를 확대해 나가다 보면 전 국민이 맨발걷기 할 시기가 오리라. 그때는 맨발을 하지 않는 분들이 특별하게 보일 것이다. 나 하나의 행위로 주변과 나라를 변화시킬 수만 있다면 남의 이목 별로 신경 쓰고 싶지 않다. 양말, 운동화를 벗고 맨발걷기 시작하자.

6

시작이 중요하다

2016년 4월 3일 일요일 새벽 5시에 눈이 떠졌다. 대구국제마라톤 대회 10km 부문에 참가하기 위해서다. 생애 첫 마라톤 대회 참가 날 이기에 긴장감이 시작되었다. 휴일이라고 해서 더 늦게 자거나 꼼지락거리는 일이 없기 때문에 새벽 기상은 자연스러웠다. 초등학교 육상부 때 장거리 대회에 나간 것을 제외하고는 한 번도 마라톤 참가 경험이 없기 때문에 굉장히 설레고 흥분되었다. 평소 마라톤 대회에 참가하고픈 마음은 간절했으나 한 번도 제대로 출전을 해보지 못했다. 늘 마음속으로만 상상했고 실제 대회참가는 처음이다. 15년 전인 2001년쯤 마라톤 10km 부문에 첫 신청을 했었지만 개인적 사정으로 출전을 하지 못했다. 기회를 준 후배에게 고마운 마음을 가지고 서서히 운동화 끈을 졸라맸다.

'처음'이라는 단어 앞에는 설렘과 두려움이 교차한다. 설렘은 경험해보지 못한 미지의 무엇인가에 대한 기대요, 두려움은 한 번도 해보지 못한 낯설음에 대한 걱정이다. 결국 시작은 기대 반, 걱정 반이다. 그래도 기대가 약간 더 우세했다. 평소에 해보고 싶은 마음이 간절했기 때문이다.

평소 새벽 운동을 즐겼고 준비운동, 주운동, 정리운동에 대해 누구보다 꾸준히 실천해 왔기 때문에 자연스럽게 아파트 후문 중학교 운동장으로 나갈 수 있었다. 천천히 운동장을 세 바퀴 정도 돌면서 10km 달리는 모습을 머릿속으로 그렸다. 국제마라톤이라는 이름만 생각 해봐도 엄청났다. 일요일에 그것도 대구 중심부를 관통하는 마라톤에 참가한다는 것은 상상만 해도 대단한 일이었다.

걷고 난 후 가볍게 달리기 시작했다. 대회 직전 준비운동을 해야 되지만 새벽에 미리 준비를 하는 이유는 몸도 마음도 가뿐해지도록 하기 위해서다. 달리기를 시작하면서 약간의 땀과 함께 몸이 따뜻해졌다. 머리도 맑아지고 편안해졌다. 가벼운 스트레칭으로 준비운동을 했다. 모든 것은 평소와 마찬가지로 무리하지 않는 범위 내에서 했다. '과유불급'이기 때문이다.

자주 참가하는 사람은 10km가 아무것도 아닐 수 있지만 처녀 출전의 입장에서는 엄청난 부담이었다. 그래도 러닝머신에서 하루 8~10km를 꾸준히 연습해 왔기에 어느 정도 자신감은 있었다. 특히 심폐지구력 하나는 좋았기 때문에 안도했다.

준비운동을 마치고 집으로 돌아왔다. 어젯밤 잠자리에 들기 전 마라톤화(고가의 전문화), 고글, 모자, 흰 마라톤 양말, 상하 마라톤 복(상의는 사전 참가 기념품으로 지급됨), 선크림, 넘버 레이블 등을 차곡차곡 준비해서 가방에 넣어 두었기 때문에 그것만 들고 나서면 된다.

그래도 기념 촬영은 해야 할 것 같아 짧은 상의를 입고 셀프카메라로 찍었다. 주황색 상의인데 제법 그럴 듯하게 나왔다. 복장, 신발같은 것만 봐서는 전문 마라톤 선수 폼이었다. 어떤 운동을 하기 전그와 관련된 의복, 액세서리 등을 제대로 갖추는 것이 필요하다는 일반적인 생각에 따른 것이었다.

국제마라톤이기 때문에 엄청난 인파가 예상되어 대중교통인 지하철을 이용했다. 일요일 새벽인데도 사람으로 북적이는 것을 보니 대회 참가자가 많은가 보다.

중간 만남의 장소에 도착하니 함께 참가할 선배, 후배들이 벌써 도착해 진을 치고 있었다. 그 중에는 나처럼 첫 출전인 사람도 있었지만 벌써 여러 번 참가한 베테랑인 사람도 있었다. 굳이 물어보지 않아도 여유 있는 폼이 베테랑임을 첫 눈에 알 수 있었다.

함께 다시 시내로 향하는 지하철에 몸을 실었다. 이번에는 처음 올 때 보다 점점 더 많은 사람들이 운집했다. 이제 제대로 실감이 났다. '아, 대회가 열리는구나. 드디어 나의 첫 마라톤 참가가 이뤄지는구나.'와 같은 만감이 교차하며 대회 장소로 이동했다. 지하철에서 내리고 난 후 어디로 갈지 난감할 일은 없었다. 운동복을 입은 많은 사람들이 가는 곳으로 밀려가듯 따라가면 그만이었다. 휴일의 인파가 존재하는 이유다. 이날은 그야말로 대구국제마라톤의 날이었다.

대회 장소로 이동하면서 음악 소리가 점점 크게 들린다. 실감이 난다. 음악은 대중의 마음을 하나로 모으는데 탁월한 힘을 발휘한다. 대회 참가가 점점 현실로 느껴지며 마라톤 부스로 향했다.

대회 규정상 50명 이상이 되면 부스를 준다. 부스라고 해서 특별한 곳이 아니라 천막 같은 장소를 다수 참가자를 위해 제공하는 것이다. 부스의 장점은 여러 사람이 함께 모여 기본적인 짐을 놓아 둘 수 있다는 것이다. 함께 간 사람도 있고 개인적으로 온 사람들도 모두 이곳에 모여 출전 준비를 했다.

잠시 후 모든 사람이 모여 준비운동을 했다. 평소 운동을 좋아했고 그것을 잘 아는 후배가 준비운동 진행을 부탁했다. 관절 위주의 준비운동을 한 후 스트레칭을 했다.

"하나, 둘, 셋, 넷, 다섯, 여섯, 일곱, 여덟"

제법 우렁찬 구령에 맞춰 일제히 따라하는 모습이 흡사 초등학생처럼 느껴질 만큼 협조가 잘 이뤄졌다. '혼자 가면 빨리 갈 수 있지만 함께 가면 멀리 갈 수 있다'는 단순한 진리가 이날 따라 소중하게 느껴졌다. 준비운동을 모두 마치고 개인 짐을 싸서 짐 보관소로 이동을 했다. 보관소에는 벌써부터 짐을 맡기려는 사람들로 북적였다. 이날 참가 인원이 만오천 명 이상 된다고 하니 대단하다고 느꼈다. '평소에 이렇게 많은 사람을 모이게 하려면 어떤 방법이 있을까?'라고 아무리 고민을 해 봐도 뾰족한 수가 없었다. 결국 운동이라는 같은 목적이 사람의 마음을 움직일 수 있게 하는 것이다. 함께한다는 것은 동일한 어떤 목표만 있으면 가능하다는 또 다른 진리를 깨닫게 되었다.

물품 보관소에 가면 큰 비닐 가방을 나누어준다. 그곳에 가방, 겉옷, 개인 물품 등을 넣고 묶어서 주면 개인별 번호를 부여해서 붙이고는 내 넘버 레이블에도 매직으로 진하게 써 준다. 뛰고 난 후 내 물품을 찾을 수 있는 비밀번호 역할을 하는 아주 소중한 존재다. 물품을 맡기고 나니 이제 더 이상 물러설 곳도, 달아날 곳도 없었다. 꼼짝없이 대회에 참가하는 것만이 남았다.

'인산인해'라는 말이 딱 맞았다. '이렇게 많은 사람을 본 적이 얼마나 될까?'라고 생각을 하니 손가락이 저절로 움직인다. 10개의 손가락이 굳이 필요할까라는 생각에 웃음이 저절로 나온다.

내 의지와는 상관없이 사람에 떠밀리듯 하여 출발선으로 점점 다가갔다. 이제 진짜 뛰는구나! 생각하니 가슴이 벅차올랐다. 처음만 제대로 하면 그 다음부터 참가하는 것은 식은 죽 먹기가 되지 않을까? 이날의 코스는 풀코스(42.195km), 하프코스(21.0975km), 10km, 5km 구간으로 나뉘었다. 국제 대회인 만큼 외국 참가자들도 눈에 띄었다. 글로벌 시대에 맞춰 바람직한 모습이었다. 출발도 먼 거리 순서에 따라서 풀코스가 가장 먼저 했고 10km는 하프코스 다음에 이어졌다. 계속 되는 음악소리, 사회자의 흥분된 목소리, 참가자들의 함성소리가 한데 어우러져 그야말로 축제의 장이었다. 서서히 앞쪽의 사람들이 빠져나가고 우리의 시작이 임박했다. 잠시 후 사회자의 카운트다운 권유 소리와 함께 다 같이

"10, 9, 8……1, 출발!"

이제 정말로 출발을 했다. 처음부터 빨리 달리는 것은 무리였다. 너무 많은 사람이 모여 그곳을 빠져 나가는 데만 엄청난 에너지가 낭비되었다. 한가운데로 달리자니 사람이 너무 많았고 결국 바깥쪽 사람이 적은 곳으로 몸을 삭삭 움직여가며 이동을 했다.

'내가 뛰고 있다니!' 그것도 평소에는 상상도 할 수 없는 도심 한복판 대로를 아무 제지도 없이, 방해도 받지 않고 달린다는 것이 감개무량했다. 이게 바로 대구국제마라톤의 위력인가 보다. 아무튼 엄청난 감동과 환희의 물결로 10km를 뛰는데 힘이 하나도 들지 않았다. 역시 함께하면 멀리 가는가 보다.

처음이라 그런지 10km의 거리는 생각보다 멀었다. 4월이라고는 하지만 아스팔트 위로 전해져 오는 지열이 장난 아니었다. 너무나 뜨거웠다. 시작 전 열기에 의해 데워지고, 지열에 의해 뜨거워지고 한마디로 온 몸이 불덩이가 되었다. 그래도 아랑곳 하지 않고 끝까지 완주의 묘미를 맛보았다.

최종 기록은 48분 30초!

처음 뛰는 것 치고는 괜찮은 기록이라고 여기저기서 난리다. 보통 1시간 정도에 뛴다고들 한다. 우수 선수의 기록인 30분대 초반에 비하면 초라하기 그지없지만 초보 동호인으로서의 기록으로는 준수한 것이다. 일단 처음 출전이고 완주했다는 것만 해도 만족감이 극대화 되었다. 이렇게 해서 나의 마라톤 첫 출전의 경험은 막을 내린다.

뭐든 처음 시작은 우연한 기회에 찾아온다. 마라톤 첫 경험과 마찬가지로 맨발걷기의 첫 경험도 우연히 찾아왔다. 2017년 10월 27일 아침 보도 자료를 보지 않았더라면 나의 맨발걷기는 아직도 시작되지 않았을 것이다. 또한 중요한 것은 실천의지다. 아무리 머릿속으로 어떤 일을 생각하고 계획한다고 할지라도 실제로 시작하지 않으면 '무용지물'이다.

어떤 일을 시작하는 것은 굉장히 중요하다. 특히 맨발걷기는 평소에 잘 하지 않던 것이기에 더욱 그러하다. 흔히 '시작이 반이다.', '천리 길도 한 걸음부터'라는 말을 많이 쓴다. 그만큼 시작이라는 상징적 의미는 대단히 중요하다. 어떤 일을 마음먹고 시작한다는 것은 그만큼 중요하다는 반증이다.

주변에 수많은 사람들에게 홍보를 하고 전파를 하지만 시작하는 사람이 있는 반면 말로만 하겠다고 하는 사람도 많다. 그래서 시작이 중요하다는 것이다. 맨발걷기! 일단 시작 하면 그다음부터는 저절로 걷게 되어 있다. 그것도 맨발로! 오늘부터, 지금 당장 양말, 운동화를 벗고 가까운 운동장이나 산으로 나가보자. 발이 그것을 간절히 원하고 있다.

7

혼자 혹은 둘 이상 한다

2017년 10월의 마지막 날. 새벽 일찍 일어나 눈을 비비고 향한 곳은 인근 학교 운동장이었다. 늦가을 새벽의 날씨는 말하지 않아도 얼마나 추울지 상상이 갈 것이다. 엄동설한은 아니었지만 꽤 쌀쌀한 날씨가 옷깃을 여미게 했다. 맨발걷기를 혼자 시작했다.

텅 빈 운동장을 홀로 걷는다고 생각하면 처량하다든지, 청승맞다든지라고 생각할 수도 있겠지만 그건 어디까지나 남의 눈에 비친 내 모습일 뿐이다. 스스로에게 집중할 수 있다는 생각만으로도 가슴이 벅차올라 완전 몰입의 기쁨을 가지게 된다. 해보지 않은 사람은 느낄 수 없는 묘한 심리다.

아무튼 그렇게 시작한 맨발걷기를 통하여 스스로에게 끊임없는 질문을 퍼부었다.

"너 왜 사니?"

"음, 내가 살고 있는 이유는 태어난 이유와 똑 같을 거야. 아마도 새로운 세상을 경험하기 위해서 살고 있지 않을까?"

"그러면 그렇게 하기 위해서 그동안 어떻게 살아 왔는데?"

"참 열심히 살았지. 공부도, 운동도, 취미 생활도 꽤나 집중해서 제대로 살아왔다고 생각해."

"살면서 힘든 것은 없었어?"

"아주 많았어. 뭘 해도 만족하지 못하는 게 가장 힘들어. 남들은 대단하다고들 얘기하는데 난 늘 나 자신에게 불만이야. 잘하는 게 하나도 없거든."

"네가 못하긴 왜? 못한다고 생각해. 그동안 이뤄 놓은 게 얼마나 많은데?"

"모르겠어. 아무튼 난 이 세상에서 나 자신이 가장 싫어."

"그 이유가 무엇이라고 생각하니?"

"아마도 내 삶에 대한 만족을 못하는 게 가장 큰 이유 같아."

"왜 만족을 못하는데?"

"어떤 일을 할 때나 마치고 날 때면 늘 더 크고 높은 곳에 오르기 위한 목표를 세우거든."

"그렇구나. 오늘 이 시간 이후부터는 땅을 바라보며 목표치와 기대치를 낮추는 연습을 해 봐. 너보다 못하고 힘들게 사는 사람들이 얼마나 많은데? 그 사람들에게 너의 목소리를 들려주지 않을래?"

"그래, 알았어. 오늘부터 나 자신의 목소리에 귀를 기울여 보도록 할게."

맨발걷기 과정에서 이와 같은 질문을 끊임없이 되묻고 답했던 것 같다. 그 속에서 나 자신이 참 괜찮은 사람이라는 답도 찾았고 그 동안 왜? 그렇게 나를 못살게 굴었는지 반성도 하게 되었다.

첫날 스스로에게 가졌던 여러 가지 생각은 맨발걷기가 이어지면서 더 깊고 자세하게 되었다. 결국 하루도 빠짐없이 수행했다는 그 사실이 자신에게 주는 감동은 말로 다 표현할 수가 없다.

왜 하기 싫은 날이 없었겠는가, 분명 고비도 많았다. 특히 약속이 있는 날은 전날 술을 많이 마시는 습관으로 새벽에 일어나기가 무척 힘들었다. 그런 날은 약속을 마치는 다음 날 새벽이라도 빠지지 않고 했다. 그러다 보니 새벽 두 시가 다 되어 마치는 날도 있었다.

아무튼 혼자 하는 맨발걷기는 모든 정신을 오로지 나에게만 집중할 수 있다는 장점이 있고 개인적으로도 매우 만족하는 순간이다. 과연 하루 중 온전히 자신을 돌보고, 스스로에게 대화하며 자신을 만날 수 있는 시간이 얼마나 될까?

물론 휴일이나 시간이 많을 때는 가능하겠지만 평일에 이러한 기회와 시간을 갖는다는 것은 정말 어렵다. 그것도 하루도 빠짐없이 매일 한다는 것은 거의 불가능에 가깝다. 맨발걷기가 좋다면 가능할 수 있다. 홀로 맨발걷기를 하는 동안은 집중의 힘이 점점 더 강해질 뿐이다. 혼자 맨발걷기가 갖는 장점이다. 스스로에 대해 감동하고 집중하며 자아 존중감을 높여가는 시간이기도 하다.

이때 함께할 수 있는 것이 바로 글쓰기다. 누누이 얘기하지만 맨발걷기를 하다 보면 수많은 생각들이 떠오르는데 신발을 신었을 때와는 천지 차이다. 정말 많은 생각과 이야기가 끊임없이 머리와 마음속에 샘솟는다. 어찌 그리 이야기가 많은지 신기할 따름이다. 이야기를 그

낭 두기엔 너무나 아까워 폰의 메모장 기능에다 여과 없이 적어 본다.

참 신비로운 게 맨발걷기를 할 때 썼던 글을 나중에 읽어 보면 내가 썼나 할 정도로 창의적이고 좋은 말들이 많이 남아 있다. 만약, 평상시에 썼더라면 절대 나오지 못할 무궁무진한 재미있고 참신한 이야기로 가득하다. 그야말로 창의 마당이다. 이 글을 SNS에 올려 다른 사람들과 함께 공유하며 찬사를 들을 때 진정한 글쓰기의 매력을 한껏 느낄 수 있다. 글쓰기 힘의 위대함을 맛보는 순간이다.

둘 이상의 맨발걷기가 주는 맛도 혼자일 때 못지않다. 혼자 할 때와는 새삼 다르다. 혼자 하는 것은 모든 신경을 온전히 나에게만 집중할 수 있어 좋고 둘 이상 혹은 여럿이 함께하는 것은 여러 가지 관심사에 따른 대화가 가능하다는 장점이 있다.

삶은 많은 이야기를 품고 있다. 자신, 자식, 가족, 직장, 목표 등에 대한 다양한 이야기가 살아 숨 쉬는 게 바로 우리네 인생이다. 그러한 이야기를 혼자 간직하기 보다는 맨발걷기를 통해 함께 공유한다면 공감능력이 되살아나 많은 정보 교환도 가능하고 대화 중 스트레스 해소도 될 수 있다.

나 같은 경우 아내와 함께한다. 그 시간 허심탄회하게 많은 이야기를 나눌 수 있어 가족화합엔 최고다. 대체로 나누는 이야기는 교육에 대한 이야기다.

나에겐 인생 후배지만 교육에 대한 철학과 생각만큼은 전혀 후배라고 할 수 없는 깊이가 있다. 늘 많이 배우고 감탄을 한다. 내 의지와는 상관없이 팔불출로 변하는 순간이다.

"○○과 수업에서 전체적인 수업 흐름은 무난했는데 동기유발을 제대로 하지 못해 수업이 힘들게 진행됐어. 앞으로 이것에 대한 고민을 해 봐야 할 것 같아."

"동기유발이 가장 힘들지. 그래도 학생 입장에서 생각해보면 좋은 내용이 만들어지지 않을까?"

"애들이 정말 수업을 잘하는 것 같아. 내 노력도 노력이지만 저학년 때부터 쭉 이어져 온 수업 패턴에 학생들이 잘 적응해서가 아닐까?"

"아무래도 수준이 높은 아이들이 많으니까 그건 그 학교의 엄청난 장점이겠지."

가족에 대한 이야기도 함께한다.

"○○이가 이번 기말 고사 때 성적이 엄청 올랐던데. 열심히 노력하는 모습이 보기 좋아."

"다 내 덕분이지. 특별히 뭐라 하지 않고 지켜보며 격려를 해 주니까 더 잘하는 것 같아."

"맞아, 자기의 역할이 커. 앞으로도 잘 부탁해."

"초등학교 5학년 때 아들이 쓴 편지 덕에 내 생각이 완전 변했지. 그래서 더 미안해. 어릴 때부터 애 입장에서 생각해 주지 못한 게 너무 속상해. 지금이라도 그러지 않으니까 다행이야."

"그래, 맞아. 항상 애들 입장에서 기다려주고 맡겨 주는 것이 가장 좋을 것 같아. 우리 애들은 스스로 할 수 있잖아. 특별히 걱정하지 않아."

일상생활에 대한 이야기도 가끔 있다.

"오늘 형님이 반찬 해 놓으신 거 봤어. 요즘 정말 노력 많이 하시고 신경 쓰시더라."

"그래, 누나 없으셨으면 어떡할 뻔 했어. 우리가 더 잘 해 드리자."

"좋아. 옷이라도 한 벌 사드리자."

"그래, 더운데 너무 고생이 많으시다. 애들 챙기랴 집안 일 하시랴. 늘 감사하지."

"나중에 애들 크더라도 계속 우리 집에 와 주셨으면 좋겠어. 돈이 좀 들더라도."

"나야 자기가 편하면 되지. 그렇게 하도록 해."

맨발걷기를 하면서 나누는 대화를 평상시에 갖는 것은 매우 어렵다. 그럴 시간적 여유도 없을뿐더러 자연스럽게 이런 이야기가 나올 수 없는 환경이기 때문이다. 함께 맨발걷기를 하면서 자연스럽게 이런저런 얘기를 나눌 수 있다는 게 둘 이상이 함께하는 맨발걷기의 큰 장점이다.

'바쁜 현대인의 삶 속에서 오롯이 자기 자신을 위해 집중하고 몰입하며 스스로와의 대화를 나눌 수 있는 시간은 과연 얼마나 될까?'

그만큼 우리는 '나'와의 대화에 인색하고 그러한 경험을 전혀 해 보지 못한 채 살아간다. 물론 사람에 따라서는 의도적으로 이러한 경험을 가지려고 노력하는 사람도 있다.

자기 자신과의 대화를 하다 보면 스스로에 대해 그동안 보지 못했던 모습을 보게 되고 그로 인해 감동하며 스스로를 사랑하게 된다.

'자신을 사랑하지 못하는 사람이 어떻게 남을 사랑할 수 있는가?'라고 늘 말한다. 모든 사랑에 전제되어야 할 조건이 자신에 대한 사랑이다. 그러한 면에서 맨발걷기는 자신에 대한 사랑을 통해 자아 존중감을 높일 수 있는 최고의 방법이다.

한편으로 여러 사람과의 대화를 통해 삶 앞에 산적해 있는 여러 가지 어려운 문제들을 들어주고 공감하며 함께 나눌 수 있는 대화의 장을 맨발걷기를 통해서 얻을 수 있다.

혼자하든, 함께하든 어떠한 방법의 맨발걷기도 우리에겐 모두 다 의미 있고 이롭다. 지금부터라도 서서히 맨발로 생각하며 대지를 밟아보자.

8

다른 사람에게 나눠주자

'노블레스 오블리주'라는 말이 있다. 사전적 의미는 사회 고위층 인사에게 요구되는 높은 수준의 도덕적 의무다. 이 말을 들으면 뭔가 좋은 일이 떠오른다. '아너 소사이어티'라는 말은 1억 원 이상 기부한 사람들이 참여하는 고액 기부자 클럽이다.

결국 이 두 가지는 우리 사회에서 잘 사는 사람들이 남을 위해 살아가는 방법이다. 만약, 지위도 낮고 돈도 없는 사람들은 남을 어떻게 도울 수 있을까? 답은 간단하다. 맨발걷기를 전파하는 것이다. 남을 위하는 방법 중 이것만큼 쉬운 것이 있으랴? 고가의 장비도, 돈도, 명예도, 지위도 필요 없다. 오히려 그러한 것들이 누구나 공유하는데 걸림돌이 된다. 가장 서민적이고 일상적이며 단순한 방법이 맨발걷기이기 때문이다.

'기쁨은 나누면 배가 되고 슬픔은 나누면 반이 된다'라는 말이 있다. 결혼, 승진, 사업 성공 같은 좋은 일들을 함께 축하해 주면 그 맛이 두 배, 세 배의 효과가 있고, 장례식, 사업 실패, 파혼 같은 슬픔을 함께하면 그것이 반으로 줄어든다는 말이다.

　우리나라는 예로부터 이웃과 함께 나누며 살았다. 위와 같은 것들을을 실천하기 위한 방법이 아니었을까? 세상은 혼자 살 수 없고 더불어 살아가야 한다. 인간이 사회적 동물인 이유다. 각박한 세상의 현실은 이웃과 함께하기보다는 홀로 살아가는 비율을 높아지게 하고 있다. 혼술, 혼밥 등 일명 혼자 하는 혼족이 유행한다.

　그런 유행이 좋은 건지, 나쁜 건지 판단하기는 섣부르나 좋은 것은 아닌 것 같다. 고령화 사회에 접어들면서 '고독사'라는 단어도 쉽사리 들린다. 참으로 안타까운 상황이 아닐 수 없다. 말로는 '100세 시대'라고 하지만 실제로 그렇게 이뤄지고 있는지 한 번쯤 고민해 봐야 한다.

　'100세 시대'라는 말이 평균 수명 100살이라는 것인데 그때까지 아무 탈 없이 건강하게 사는 것을 말할 것이다. 그러기 위해서는 평소 자기 몸 돌보기에 집중해서 건강하게 100살까지 살아가야 한다. 건강하지 못하면 삶도 힘들어진다. 건강을 위해 지불해야 할 사회적 비용은 천문학적이다. 건강한 삶을 위해 국가에서는 꾸준하게 질병 예방, 건강관리에 온 힘을 기울이고 있다. 이런 노력은 국가만 해야 할까? 절대 그렇지 않다. 자신의 건강은 스스로 책임지고 유지해야 한다. 평소 많은 사람들이 운동하는 이유다. 나 또한 예외는 아니어서 꾸준한 새벽 운동을 해 왔다. 새벽에 운동을 나가면서 늘 느끼는 것이지만 그 시간에 운동하는 사람들의 연령이 높다. 물론 새벽이라는 시간대도 있겠지만 젊다고 불리는 사람들은 아직 건강에 대해 큰 염려를 하지 않는 듯하다. '건강은 건강할 때 지켜라.'라고 말하듯이 건강은 아무도 장담을 못한다. 우리가 관심을 기울이고 관리를 해야 할 이유다.

예전 영어 공부를 하면서 외웠던 속담 중 'Prevention is better than cure'라는 말이 있다. 한국어로 번역을 하면 '예방이 치료보다 낫다.'라는 말인데 건강에 있어서 안성맞춤인 말이다. '유비무환'의 정신을 잘 보여주는 말이다.

건강에 대해 관심을 가지고 가장 잘 실천할 수 있는 방법은 바로 맨발걷기다. 맨발걷기는 신체는 물론이요, 정신까지 건강하게 할 수 있는 일석 이조의 아주 좋은 건강 증진 프로그램이다.

이렇게 좋은 것은 함께 나누어야 한다. 혼자 알고 실천하기에는 너무도 좋은 것이다. 이 세상에서 가장 싸고 쉬운 비법이다. 다른 사람에게 나눠 주고 함께하기가 그만큼 쉽다. 물론 실천하고 말고는 본인의 선택이지만.

맨발걷기를 가장 쉽게 전하는 방법은 무엇일까? 일단 보는 사람마다 과하지 않게 장점을 설명하는 것이다. 굳이 권유하지 않더라도 나의 수행 모습에 많은 사람들이 관심을 가진다.

"맨발걷기 하니까 뭐가 좋아요?",

"아프지 않아요?"

"시간은 얼마정도 해야 돼요?

"땅바닥이 더러울 텐데 괜찮아요?"

대체로 이런 정도의 질문을 통해 관심을 보인다. 그러면 나의 경험담과 다른 사람들의 경험, 책, 인터넷에서 얻은 정보를 종합해서 설명해 준다. 그렇게 해서 실천하고 있는 사람들이 많다. 직접 만나 대면 후 이뤄지는 방법은 가장 효과가 크다. 설명할 때의 절실함과 간절함이 느껴지기에 많은 사람들이 공감하고 실제로 수행에 참여한다. 내 주변에도 그러한 사람들이 많다. 운동장이나 산을 걸으면서 만나는 사람들에게 충분한 설명을 통해 맨발걷기의 동참을 이끌어 내는 경우다.

SNS활용도 하나의 방법이다. 나 같은 경우는 '맨발걷기' 관련 글을 매일 메모장에 써서 올린다. 주요 내용은 맨발걷기를 하면서 나타난 변화, 그날그날 드는 다양한 생각, 읽었던 책에 대한 소감을 가감 없이 그대로 적는다. 이 글을 읽고 개별적인 답변을 주시는 분들이 있어서 보람을 느낀다.

시간 날 때 전국 맨발 명소 탐방에 나섰던 다양한 에세이를 적어 공유하는 것도 좋은 방법이다. 내가 올린 정보를 보고 찾아가는 사람들도 있고 직접 가보지는 못해도 대리만족을 느끼는 사람들도 있다. 그러한 곳을 찾아다니는 것이 시간 낭비, 돈 낭비로 비춰질 수 있겠지만 여러 사람에게 정보를 제공한다는 면에서 의미 있는 작업이다.

책을 읽고 집필하는 것도 좋은 방법이다. 맨발걷기가 맨발공부가 될 수 있는 이유는 책을 통해서 여러 가지 이론과 자료를 공부하기 때문이다. 개인의 경험담을 책으로 엮어서 다른 사람들에게 나눠줄 수도 있고 그러한 이야기를 읽음으로써 스스로가 신체 단련뿐만 아니라 이론적 무장을 하게 된다. 문무를 겸비하는 것이다. 그래서 지금 이 책을 집필하고 있는 것이 아닐까? 아무튼 책을 통한 방법도 전파

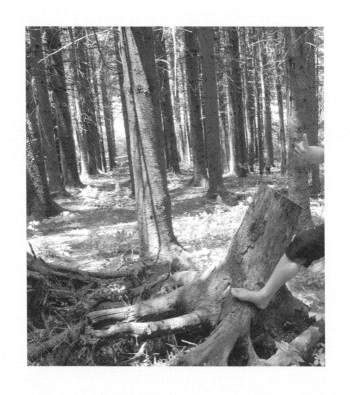

맨발걷기를 어느 정도 하면 모두 전도사가 된다.
그 이유는 특별히 말하지 않아도 될 것 같다.
본인이 직접 체험해보면
그 효과를 나누고 싶은 마음은 인지상정이다.

력 면이나 파급 효과 면에서 굉장히 좋은 방법의 하나가 될 것이다.

맨발걷기를 어느 정도 하면 모두 전도사가 된다. 그 이유는 특별히 말하지 않아도 될 것 같다. 본인이 직접 체험해보면 그 효과를 나누고 싶은 마음은 인지상정이다. 직접 체험 후 느낀 체험담과 감동은 쉽게 사라지지 않을 것이며 엄청난 힘을 발휘한다. 다른 사람에게 홍보할 때 적극적이 되는 이유다.

다른 사람에게 홍보할 때 흔히 내가 쓰는 말이다.

"제가 맨발걷기 해보시라고 말씀드린다고 해서 돈을 법니까? 훈장을 받습니까? 칭찬을 듣습니까? 저는 아무 이득도 없습니다. 그렇지만 해보니까 너무 좋고 건강에 꼭 필요하다고 생각하니까 홍보하는 것입니다. 하고 안하고는 본인의 판단이지만 하게 되면 꼭 잘했다고 생각하실 겁니다. 이것만큼 돈, 힘 안들이고 건강을 챙길 수 있는 방법은 없으니까요."

이렇게 얘기하면 그냥 얘기할 때보다 훨씬 효과도 크고 흥미를 더 가지게 된다. 그만큼 좋고 좋은 것이니까. 맨발걷기를 권유한 후 처음 걸으신 분들이 가장 많이 하는 말은 이것이다.

"엄청 기분이 좋고 마음이 편해요. 참 좋은 것 같아요."

물론 간혹 가다가 이런 대답도 있기는 하다.

"발이 너무 아팠어요. 발바닥이 아려서 못하겠어요."

그러면 나는 이렇게 답변을 한다.

"한 번도 맨발로 걸어보지 않아서 그럴 수도 있고요. 몸 상태가 그만큼 안 좋다고 할 수가 있어요."

건강이 염려되어 적극적으로 하는 사람도 있고 그 상황을 견디지 못해 포기하는 사람도 있다. 결국 선택의 몫은 본인의 의지와 생각에 달려있다.

처음 의욕적으로 출발했다가 중간에 멈추는 사람들의 대다수가 신뢰 하지 못하는 불신 때문이다.

"운동장 더럽지 않을까요? 어제 동물들 다니는 거 보니까 못하겠던데요."

"발이 아픈데 더 하면 발바닥에 문제 생기는 거 아녜요?"

그렇지만 한 번 경험을 하고 빠지는 사람들도 많다.

142일째 되는 날 맨발걷기로 사행시를 만든 적이 있다. 잠깐 소개해 본다.

맨-맨날 하는 맨발걷기로

발-발은 나의 중심이 되어가고

걷-걷는다는 행복감 속에

기-기운찬 삶 만들어지네.

맨발걷기!

이제 더 이상 거스를 수 없는 대세다. 100세 시대 건강 유지의 가장 쉽고 단순한 방법인 맨발걷기에 전 국민이 참여할 때까지 맨발걷기 홍보와 자랑은 쭉 이어질 것이다.

겨울 맨발걷기 노하우

처음 맨발걷기를 한 날은 10월 말 가을이었다. 겨울 초입에 들어가기 전이었기에 기온이 영상 4도로 낮았다. 그 시기에 발바닥을 땅에 디디기는 쉽지 않았다. 옷도 가을 체육복이어서 얇았다. 겨울로 접어들며 추위는 맨발걷기의 최대 방해꾼이 되었다. 낮은 기온에서 맨발로 대지를 디디기 위해서는 여러 가지가 필요하다.

우선, 따뜻한 옷이다. 방한복은 필수다. 추위를 이기기 위해서는 몸을 따뜻하게 해야 한다.

두꺼운 옷 하나를 입는 것보다는 얇은 옷을 여러 겹 입기를 권한다. 입고 걷다가 더우면 하나씩 벗으면 된다. 옷은 땀을 잘 배출할 수 있는 종류가 적합하다.

다음으로 모자는 필수다. 귀를 충분히 덮을 수 있는 종류를 권장한다. 우리 몸에서 체온이 가장 낮은 곳으로 귀가 포함된다. 머리로 발산되는 열을 모자로 잘 보존한다면 몸을 따뜻하게 유지할 수 있다. 체온이 낮아지면 면역력 또한 낮아지기에 열을 잘 보존하기 위해 모자로 머리와 귀를 잘 덮어줘야 한다.

마스크도 필요하다. 추운 곳에서 입으로 발산되는 열을 잘 보존하는 것만으로도 따뜻함을 느낄 수 있다. 찬바람을 그대로 입으로 들이 마시면 호흡기 계통의 질병에 취약할 수 있다.

장갑은 손가락 하나하나를 넣을 수 있는 것으로 한다. 산이나 숲을 찾을 때 등산 스틱을 제대로 잡기 위해서는 최대한 손을 움직일 수 있도록 하는 게 필요하다.

사람들이 맨발걷기를 하는 과정을 보면 봄, 여름, 가을에는 열심히 하다가 겨울이 되면 중단하는 경우가 많다. 그런 이유로 추위가 가장 중요한 요소다.

맨발로 겨울 대지를 밟다 보면 발이 시려 중단하는 경우가 많다. 처음 시작할 때 아는 동생이랑 했는데 눈 위를 걷지 못해 그만둔 경우가 있었다. 그런 상황을 예방하기 위해서는 양말 신는 것을 추천한다. 처음에는 두꺼운 등산 양말 같은 것을 신고 차츰 익숙해지면 스타킹 같은 얇은 양말로 바꾸면 된다. 그 후 익숙해지면 맨발로 걷는다.

요즘은 찬 기운을 이기기 위해서 버선이나 양말 밑 발바닥 부분만 잘라내는 경우가 많다. 추운 겨울을 이겨 내기 위한 하나의 방법이다. 발바닥 부분만 도려내고 신으면 발등을 추위로부터 보호할 수 있어 좋다.

흙을 밟고 나면 발을 씻어야 하는데 이 때 찬물이 좋다. 영하의 찬 기운에 있다가 갑자기 뜨거운 물로 발을 씻을 경우 동상에 걸릴 수 있다. 찬 바닥에서 찬물로 씻고 집에 와서도 뜨거운 바닥에 발을 데우지 않도록 한다.

겨울에는 건조해지기 쉽다. 그냥 그대로 두면 갈라져 피가 나는 경우가 많다. 피부에 보습을 가해 그런 상황을 최대한 예방해야 한다. 겨울 맨발걷기 할 때는 미리 자기 전에 바세린을 바르면 좋다. 《화장품이 피부를 망친다》의 작가 우츠기 류이치는 좋은 피부를 유지하기 위해 바세린을 적극 추천한다. 맨발걷기를 하고 난 후 바르는 것도 좋지만, 미리 발라 부르트거나 갈라지는 것을 예방하는 시도가 필요하다.

겨울 맨발걷기하기에 좋은 때는 해가 떠 있는 낮이다. 해가 있으면 조금이라도 기온이 올라가 발 디디기에 훨씬 수월하다. 개인적으로는 새벽에 산과 숲을 찾는데 고통과 시험을 극복하기 위한 수단이다. 직장으로 바쁜 사람은 퇴근 후 저녁을 이용해도 좋다.

겨울은 맨발걷기 하기에 가장 힘든 시간이다. 웬만한 각오나 의지가 아니면 견디기 힘들다. 대부분의 사람들이 이 시기에 맨발걷기를 중단하는 이유다.

앞에서 배운 '천지인 체조'를 이용하면 몸에 열이 나서 맨발걷기하기가 더 쉽다. 학교 운동장이나 평지에서는 걸어가며 맨발걷기하고, 산과 숲에서는 제자리 걷기를 하며 맨발로 걸으면 된다. 남들이 힘들어하는 겨울 시기에 맨발걷기를 할 수 있다면 '나'를 더 우러러보고 존경할 수 있는 계기가 된다. 연중무휴의 맨발걷기로 세상을 다 가지기 바란다.

발은 좋은 흙 탐지기

맨발로 흙을 밟기 시작하면서 어떤 곳을 걸어야 할지 궁금해졌다. 처음에 걸었던 학교 운동장에서 다른 곳으로 자리를 옮기면서 '마루, 아스팔트, 콘크리트로 이루어진 곳을 걸어도 될까?'라는 의문이 생겼다. '백문이 불여일견'이라는 말처럼 '백의는 불여일행'이었다. 백 가지 의문은 한 번 실행하는 것만 같지 못하다. 직접 해봄으로써 모든 의문이 풀렸다.

발은 놀라운 선택의지를 가지고 있다. 한 마디로 맨발걷기 좋은 장소 탐지기다. 지뢰 탐지기처럼 맨발로 걷기 좋은 곳을 스스로 찾아내는 힘을 가지고 있다. 마룻바닥을 맨발로 걸어보니 걷고 싶다는 생각이 들지 않았다. 딱딱한 촉감, 일정한 깊이, 인공적인 느낌 때문에 걷기가 싫어졌다. 아스팔트, 콘크리트 바닥도 마찬가지였다. 두 재료는 흙과 달리 독성 가득한 재료라는 느낌이 들어 걷기를 멈추게 되었다.

처음 걸었던 곳은 학교 운동장이었다. 신발과 양말을 벗고 대지를 디디는 순간 차가움이 온몸을 감쌌다. 머리에 번쩍 빛이 들어오는 느낌이었다. 흙을 밟으면서 '그래, 이곳이야!'라는 감탄사를 터뜨렸다.

폭신폭신한 감촉, 따끔따끔한 자극이 온몸을 감싸면서 걷고 싶었다. 같은 운동장이라도 장소마다 다른 느낌이 들었다. 붉은 흙이나 모래가 있는 곳은 더 디디고 싶었다. 이후 산을 본격적으로 디뎠다. 대구를 벗어나 전국 많은 산과 맨발걷기장소로 여행을 떠났다. 문경새재, 대전 계족산, 강원도 월정사, 부산 땅뫼산, 백양산, 전남 광양 백양산, 영광 물무산, 한라산, 울릉동 성인봉…… 등 웬만한 곳은 맨발로 걸었다. 발은 정확하다. 발은 원한다. 걷고 싶은 곳을 스스로 찾는 주도적 신체기관이다.

다음은 새벽 시각 맨발로 숲을 걸으며 떠오르는 생각을 적었다.

 평일엔 새벽 숲을 매일 걷습니다.
여름이 다가오며 많은 사람들이 동행합니다.
이름도, 얼굴도 모르지만, 그들이 걷는 길을 내가 걷고
내가 걷는 길을 그들이 걷기에 우리는 동지입니다.
숲에는 많은 길이 있습니다.
좁은 길, 넓은 길, 자갈 길, 흙길, 나무뿌리 있는 길……
낙엽과 풀이 우거진, 길 없는 곳도 있습니다.
한 때 그런 곳을 찾아 다녔습니다.
맨발로 다니기에 가시에 찔리기도 하고, 돌멩이에 발바닥이 움푹 파이기도 했습니다.
길 아닌 곳을 걸은 벌이지요. 산길 아닌 곳을 다니려면 자연에게 허

락받아야 합니다.

내 마음대로 헤집고 다니면 자연이 아픕니다. 사람 사이도 마찬가지겠지요.

도움 주지 못할지라도 피해주지 않겠다는 마음으로 삽니다. 옛말에 '길이 아니면 가지 말라'고 했습니다.

여러분은 어떤 길을 걸으시렵니까?

맨발걷기의 최종 장소는 숲이라고 생각한다. 처음부터 산에 가는 것은 무리다. 돌멩이나 자갈 같은 딱딱한 물체에 찔린 아픔을 트라우마로 간직하기 쉽다. 이러한 경험 때문에 맨발걷기를 포기하는 사람도 많다. 처음에는 산에 가기 위한 준비로 학교 운동장이나 공원 같은 부드러운 흙을 맨발로 걷기를 권한다. 습관 형성에 걸리는 기간은 평균 66일 정도이라고 유니버시티 칼리지 런던 학자들이 말했다. 그것을 기준으로 볼 때, 67일 정도 되는 날을 맨발로 산과 숲을 찾으면 될 것 같다.

산과 숲을 찾을 때 스틱은 필수다. 스틱은 여러 가지로 도움이 된다. 오르거나 내릴 때 무릎 관절에 무리가 가지 않게 한다. 풀숲이나 낙엽, 나뭇가지 등을 쉽게 헤치고 나갈 수 있게 한다. 탁탁거리는 소리에 발맞춰 걸을 때 리듬감을 느낄 수 있다. 해충이나 독충을 쉽게 제거할 수 있게 한다. 스틱 하나 드는 것만으로도 마음이 든든하다.

'어떤 곳을 맨발로 걸어야 하지?'라는 의문이 들 땐 직접 걷는 게 최고의 방법이다. 다른 사람이 아무리 좋은 곳이라고 추천해도 내게 맞지 않으면 좋은 곳이 아니다. 내 발이 걷기를 원하는 곳, 그곳이 내게 최적의 맨발걷기장소다. 발을 '좋은 흙 탐지기'라고 부르는 이유다.

'어떤 곳을 걷고 싶은가?' 스스로에게 물어보자.

맨발걷기 좋은 장소

맨발로 대지를 밟는 행위는 인간의 본능에 충실한 결과다. 원시시 대부터 습관이었던 맨발걷기는 신발과 양말의 출현으로 그 모습을 서서히 잃어가는 중이다. 무좀, 무지외반증 같은 여러 가지 질병 또 한 나타났다. 예전의 향수를 그리워하던 인간에게 맨발걷기가 다시 유행병처럼 번지고 있다. 신체적, 심리적인 면에서 바람직한 현상으 로 생각된다. 맨발로 걷다 보면 신발과 양말을 신었을 때는 알지 못 했던 시원함과 쾌감, 만족감을 느낄 수 있다. 그 기분의 절정은 바닥 을 이루는 주요성분이 흙이었을 때다. 맨발과 흙의 조합으로 인간은 자신의 모습을 되찾고 있다. 흙을 밟을 수 있는 맨발걷기 좋은 장소 는 어떤 곳인지 찾아보자.

📍 맨발걷기 기초를 다지기 좋은 학교 운동장

내가 맨발걷기를 처음 했던 장소는 집과 가까운 중학교 운동장이 다. 이곳에서 맨발걷기를 시작한 이유는 다음과 같다.

먼저, 접근성이다. 운동을 습관화시키기 위해서는 가까운 장소가 최고다. 멀리 떨어져 있는 곳에서 운동을 이어가기는 쉽지 않다. 습관이 되기 전까지는 가까운 곳에서 매일 매일 실천하는 노력이 필요하다. 그런 면에서 집 주변 운동장은 최적의 장소다.

두 번째로 안전함이다. 학교 운동장은 학생들이 수업하는 곳이기에 안전을 우선시해서 관리한다. 모래사장 같은 곳은 정기적인 소독도 한다. 흙도 산처럼 거칠지 않고 부드럽기에 맨발걷기 초보자가 밟기에 좋은 곳이다.

세 번째로 남의 이목을 덜 신경 써도 되는 곳이다. 학교 운동장에서는 학생뿐만 아니라 지역 주민들이 걷기도 하고 산책도 한다. 그들 사이에서 신발 벗고 맨발로 걷는 행위는 자연스럽다. 운동장에서 쉽게 맨발로 걸을 수 있는 이유다.

학교 운동장은 맨발걷기의 기초를 다질 수 있는 곳이다. 한 때 코로나19로 인해 폐쇄되었지만, 지금은 학교마다 일정한 시간을 정해서 개방한다. 야구부나 축구부 같은 특정 운동부가 있는 학교는 인조잔디, 우레탄 같은 소재로 되어 있지만, 그 외에는 흙으로 이뤄져 있다. 맨발걷기를 처음 하는 초보자에게는 최적화된 장소다.

📍 자연과 함께하는 인근 공원

요즘은 맨발걷기 유행으로 인근 공원에 맨발로 걸을 수 있는 장소가 많이 생겼다. 지자체별로 지역 주민의 요구를 반영하여 '맨발걷기장'을 조성한 결과다. 맨발걷기장은 황토를 이용하여 만든 곳이 많다. 황토는 누렇고 붉은 색깔 때문인지 밟고 싶은 생각이 저절로 생긴다. 음이온이 많이 나온다는 말 때문에 인기 있다.

황토만으로 만들어진 곳은 비온 뒤 미끄러짐의 위험이 있다. 그런 이유로 흙과 황토를 적절하게 섞어서 사용하는 곳이 많다. 인공적으로 만들어진 곳보다는 천연 황토로 이루어진 곳을 추천하고 싶다.

📍 소금물과 모래가 어우러진 해변

맨발걷기가 어느 정도 익숙해지면 집 주변을 벗어나 새로운 곳을 찾고 싶은 마음이 생긴다. 이때 추천하고 싶은 곳이 해변이다. 발은 물과 만났을 때 나무뿌리 역할을 한다. 직접 발로 물을 빨아들이지는 않지만, 발에 물이 닿을 때마다 세로토닌 분비가 넘치는 기분을 느낀다. 그만큼 감촉이 좋다. 촉각으로 느낄 수 있는 맛을 그대로 발이 체험한다.

해변은 일반 흙과 달리 폭신폭신한 감촉이 일품이다. 밟을 때마다 푹푹 빠져서 발바닥 전체에 자극을 받을 수 있다. 운동장이나 공원 같은 흙을 밟을 때에는 아치(용천)에 흙이 닿지 않아 아쉬움이 많은데 이런 고민을 한 방에 날려주는 것이 해변이다.

바닷물에는 소금 성분이 있어 발을 소독할 수 있는 장점이 있다. 해변을 걷거나 가볍게 뛰는 행위만으로 맨발걷기의 진정한 맛을 볼 수 있다. 가끔 소나무 우거진 해변을 거닐 때면 피톤치드의 참맛을 느낄 수 있는 호사를 누릴 수 있다.

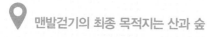

맨발걷기의 최종 목적지는 산과 숲

맨발걷기의 기초를 다질 수 있는 곳이 학교운동장과 공원이라면 맨발걷기의 최종 목적지는 산과 숲이라고 생각한다. 전자가 온실이라면, 후자는 야생이다.

처음부터 산과 숲을 디디기는 어렵다. 울퉁불퉁한 바닥에 돌멩이나 자갈이라도 밟으면 눈물이 찔끔 나올 만큼 아프고 따갑다. 거기에 솔잎이나 나뭇가지 같은 것에 찔리면 침 맞는 것처럼 통증이 심하다. 운동장과 공원에서 충분히 발바닥을 다질 필요가 있는 이유다. 이곳에서 어느 정도 익숙해지면 둘레 길부터 시작하여 차츰 산 정상까지 오를 수 있다.

개인적으로 산과 숲을 맨발걷기의 최종 목적지라고 생각하는 이유는 다음과 같다.

첫째, 산과 숲은 맑은 공기를 마실 수 있다. 나무와 풀이 뿜어내는 맑고 신선한 공기를 마음껏 들이킬 수 있다. 이곳에 가면 머리가 맑아지고 기분이 좋아지는 이유는 천연공기 덕분이다. 깨끗한 산소를 공급받아 몸 전체가 새로 태어나는 기분을 맛볼 수 있다.

둘째, 천연 흙을 만날 수 있다. 산과 숲에는 여러 가지 종류의 흙이 자리 잡고 있다. 붉은 황토가 있기도 하고, 침대처럼 푹신한 솔잎으로 덮인 흙, 자갈, 돌멩이 등으로 만들어진 발 지압 흙, 바위 틈 사이로 졸졸졸 흐르는 샘물에 적신 흙 등 종류도, 색깔도 모양도 가지가지다. 이런 다양함 속에 내 발을 맡김으로서 새로 태어나는 기분을 느낄 수 있다.

셋째, 오르막 내리막을 통해 근력, 심폐지구력 등 여러 가지 체력이 길러진다. 학교운동장이나 공원 같은 평지에서 맨발로 걷기 위해서는 빠른 속도, 큰 몸 움직임이 필요하다. 의도적인 노력이 필요하기에 생각을 한 곳에 집중하기 힘든 면이 있다. 산과 숲에서는 오르막과 내리막이 있기에 특별한 노력을 들이지 않고 맨발로 걷는 행위만으로도 체력적인 면에서의 향상을 얻을 수 있다.

이외에도 산과 숲에서는 다양한 소리, 빛깔 등의 변화를 체험할 수 있는 요술램프다. 맨발걷기의 최종목적지가 산과 숲인 이유다.

 ## 맨발걷기 초보자를 위한 맨발걷기 추천 장소

강원도 오대산 월정사 전나무 숲길

강원도 평창군 진부면 오대산로에 위치해 있는 월정사 전나무 숲길은 내가 가본 최고의 맨발걷기장소다. 2018년과 2023년 두 번 방문했다. 처음 갔을 때는 바닥 황토가 콩고물처럼 발을 어루만져 주었다. 발바닥과 발가락 사이를 감도는 감미로움이 일품이었다. 두 번째는 비가 내려 바닥이 촉촉했다. 수분이 발바닥에 전해지며 남다른 맛이 느껴졌다. 같은 장소라도 언제 가느냐에 따라 천차만별의 맛을 볼 수 있음을 깨달았다. 천연 황토가 주는 에너지가 남달랐다. 옆쪽에 함께 흐르는 오대천 물 향이 코끝을 찡긋하게 만드는 천혜의 맨발걷기 장소다. 언제가도 따뜻하게 맞아주는 최고 장소다. 전나무에서 뿜어져 내리는 피톤치드가 머리를 탁 트이게 만든다. 강원도는 접근성에서 힘든 점이 있지만, 천혜의 자연이 주는 아름다움과 에너지는 다른 곳에 비해 월등하다. 이곳을 강력히 추천하는 이유다.

경북 문경읍 문경새재 도립공원

경북 문경시 문경읍 상초리 일원에 있는 문경새재는 제1관문(주흘관), 제2관문(조곡관), 제3관문(조령관)으로 이루어져 있다. 왕복 총 거리가 13km에 달할 정도로 긴 거리가 장점이다. 나 같은 경우는 3관문까지 갔다가 돌아오는 맨발걷기를 즐긴다. 3관문까지 계속 오르막이 있어 체력 단련에도 많은 도움이 된다. 바닥이 일반 흙과 황토가 적당히 섞여 있어 디디기에도 그만이다. 가을이면 붉은 단풍에 이끌려 저절로 올라가게 된다. 입구에 발 씻는 넓은 공간과 신발장이 만들어져 있어 이용하면 좋다.

대전 대덕구 장동 계족산

대전 대덕구 장동에 위치해 있는 계족산은 산 모양이 닭발처럼 퍼져 나갔다고 해서 붙여진 이름이다. 5월이면 맨발걷기 축제가 열릴 만큼 맨발걷기 하는 사람에게는 성지와 다름없다. 임도 총 14.5km에 황토를 깔아 발을 행복하게 만든다. 비올 때면 황토가 질퍽거려 발을 미끄럼 타듯 쭉쭉 밀고 가면 그 맛이 일품이다.

부산 땅뫼산 황토 맨발걷기장

부산 오륜대 땅뫼산 둘레 길에 있는 맨발걷기장소다. 이곳을 둘러싸고 있는 회동저수지와 산과 숲이 조화를 이루는 곳이다. 천연 황토의 붉은 빛이 어서 밟고 지나가라고 손짓하는 곳이다. 중간에 있는 편백나무 향이 두뇌와 기관지를 깨끗하게 청소해주는 기분이다. 흙과 물의 조화와 균형을 깨우쳐주는 소중한 장소다.

전라남도 영광 물무산

전라남도 영광에 물무산에 있는 장소로 '질퍽질퍽 맨발걷기장'으로 이름 지어져 있다. 2017년에 방문 했었는데 스프링클러를 통해 물을 뿜어 줌으로써 촉촉한 황토를 만날 수 있는 것이 특징이다. 세족장이 있어 발 씻기가 편리하다.

전라북도 순창 강천산

겨울에 방문해서 눈 위를 맨발로 걸었던 기억이 난다. 이곳은 단풍이 좋아 가을에 인기 있는 곳이다. 약 2km에 걸쳐 맨발걷기장이 조성되어 있고 족욕장이 갖춰져 있어 맨발걷기 하기에 좋다.

세종시 오봉산 맨발걷기장

산 전체를 맨발로 걸을 수 있는 곳이다. 오르막을 오르며 근력 · 근지구력도 기르고 자연과 하나 될 수 있는 장점이 있다. 이정표가 정확하게 만들어져 있어 길을 헤맬 염려가 없다. 맨발로 이곳을 걸을 수 있음에 감사한 기분이 드는 곳이다. 산 전체를 걷기에 초보자는 힘들 수도 있지만, 산과 숲이 주는 에너지를 듬뿍 받을 수 있어 얼굴에 미소가 가득해진다.

경상남도 진해 드림로드

편백나무가 숲을 이뤄 피톤치드가 뿜어 나오는 맨발걷기 명소다. 여러 갈래로 나뉜 길 찾는 맛이 쏠쏠하다. 편백나무 열매가 바닥에 떨어져 있어 밟으면 지압을 제대로 할 수 있다. 나무로 만든 침대가 있기에 누워 쉬기에 최고다.

경상남도 창원 성주사

경상남도 창원시 성산구 천선동에 있는 성주사는 산 둘레길에 황토로 된 맨발걷기 장이 있다. 상수원 보호구역이라 계곡 쪽으로 접근이 금지되어 있으나 한 바퀴 돌고 나면 세상을 다 얻은 기분을 만끽할 수 있다. 세족장 또한 갖추어져 있어 편하게 맨발로 걸을 수 있다.

경상북도 상주 성주봉 자연 휴양림

500m 정도 길이의 황토 맨발걷기 장이 있다. 흙 옆에 벽돌을 쌓아 흙이 흐르지 않도록 한 세심함이 돋보인다. 여름에 이곳을 찾는 많은 사람들이 맨발걷기를 즐긴다.

서울의 숲

서울특별시 성동구 뚝섬 일대에 위치해 있는 이곳을 2023년 10월 초 아내와 함께 방문했다. 곳곳에서 맨발걷기 하는 사람을 볼 수 있었다. 계곡물처럼 수로가 만들어져 있어 그곳에서 발을 씻을 수 있다. 물은 정해진 시간에만 흐른다고 한 어르신이 말씀 하셨다. 맨발걷기하는 사람들을 위한 참 배려가 느껴져 좋았다.

대구 인근 맨발걷기장소

대구광역시에도 다양한 맨발걷기장소가 있다. 대구 수목원은 황토 맨발걷기장을 새롭게 조성해서 주민들에게 건강을 선물한다. 두류공원 내부에 있는 금봉산에는 금봉숲길 둘레 길을 조성해 황토에서 자연과 함께 걸을 수 있다. 두류수영장 뒤편에는 황토 맨발걷기장을 만들었고 세족장까지 갖추어져 있어 많은 주민들이 이곳을 밟고 또 밟는다.

동구 봉무동 봉무 공원 내에 있는 단산지는 호수와 흙이 조화로운 곳이다. 한 바퀴에 50분 정도 시간이 걸린다. 걷다 보면 황토만으로 이루어져 있는 맨발걷기장과 황토볼이 발을 웃게 만든다.

대구율하공원에도 훌륭한 맨발길이 있다. 동구 금호강변로에 위치해 있는 이곳은 670m 정도 길이의 흙길과 60m 정도의 황토맨발걷기 길이 있다. 주변 푸른 자연과 나무, 풀을 보며 걷다 보면 발바닥이 방긋 웃는다. 황토 맨발걷기장에서 만나는 질퍽거림은 발바닥에 최고의 선물이다. 세족장도 훌륭해서 자주 찾고 싶은 곳이다.

칠곡 명봉산에도 산길 맨발 코스가 있다. 입구에 황토볼을 밟을 수 있으며 산 따라 걷다 보면 시름을 잊을 수 있어 주름이 펴진다.

대구 남구 봉덕동이 있는 고산골에는 1km 정도의 맨발걷기장이 있어 지역 주민들이 맨발로 자주 찾는 곳이다.

이외에도 여러 곳에서 맨발로 대지를 밟을 수 있다. '고수는 연장 탓을 하지 않는다.' 는 말처럼 최적의 환경을 찾기 보다는 흙과의 만남 그 자체를 즐기려는 노력이 필요하리라 생각한다. 학교 운동장에서 시작하여 주변 공원, 해변, 산과 숲에 이르기까지 여러 곳을 맨발로 밟다 보면 자연스럽게 새로운 곳에 대한 궁금증과 기대가 생긴다.

그 때는 주저하지 않고 가보지 않은 미지의 맨발걷기장소를 찾아 나서는 여유를 누리면 좋겠다. 맨발로 전국을 다니면서 함께 있는 맛집 탐방과 온천 여행도 추천한다. 삶은 여행이요. 여행은 삶이다. 한 곳에 머무르지 않고 다양한 곳을 찾아다니는 '맨발 여행'은 일상생활에 지친 우리에게 '왜? 사는가?'에 대한 답을 제시해줄 것이라고 생각한다.

4차 산업혁명시대의 도래로 인공지능, 사물인터넷, 로봇 등에 대한 관심이 뜨겁다. 모든 사람들이 새로운 변화에 대해 관심을 둘 때 반대급부로 자연에 대한 관심이 절실히 필요하다.

자연에서 태어나 자연으로 돌아가는 것이 이치인 것처럼 우리 삶을 행복하게 해 줄 해법은 자연에서 찾아야 한다. 가장 자연스러운 것이 좋은 이유는 유유히 흐르는 강물처럼 시대를 거스르지 않는 편안함이 있기 때문이다.

처음 '맨발걷기'라는 말을 들었을 때 '그게 무슨 운동이 되지?' 라고 의문을 표시했던 나 자신이 한 없이 부끄러웠던 것은 맨발이 가진 잠재력과 에너지가 그만큼 엄청나고 대단하기 때문이다.

책을 처음 내는 시점까지 꾸준히 해온 맨발걷기가 6년여 동안 거의 매일 지속되고 있다. 개정판이 나오는 지금까지 이어진 이 시간이 너무나도 행복하다. 만약 맨발걷기를 만나지 못했더라면 어떻게 되었을까 상상도 하기 싫다.

"맨발걷기 하면 뭐가 좋은데요?"란 말은 흔히 듣는 이야기이다.

그 이야기를 듣는 순간 "무좀이 나았어요. 무릎이 아프지 않아요. 자세가 바르게 되었어요."라는 말 대신 "세상을 다 가진 기분이에요. 마음이 너무나도 편안해요. 새로운 운명을 만났어요." 같은 말로 시작하고 싶다. 그만큼 맨발걷기는 내 인생에서 만난 가장 훌륭한 동반자이다.

이 책을 읽고 많은 분들이 맨발걷기에 동참하게 될 것이라는 기대와 확신을 하게 된다. 그만큼 많은 것을 얻고 받았다.

맨발걷기를 하면서 많은 인연을 만났다. 그들과의 만남은 또 하나의 행복을 만들어 주었다. 맨발걷기는 자신을 가장 사랑하는 명상시간이며 누구나 선택만 하면 언제 어디서나 신발 벗고 할 수 있다고 늘 말씀해주신 권택환 맨발 학교 교장 선생님의 얼굴이 가장 먼저 떠오른다. 그분의 가르침과 격려를 바탕으로 오늘 이 책이 탄생했다고 할 수 있다. 항상 책을 통해서 얻는 것보다 몸으로 직접 체험하고 겪으면서 삶을 깨달으라는 진리의 말씀을 해 주셨다. 늘 감사하게 생각한다.

맨발걷기라는 인연으로 나를 글쓰기로 인도해 주신 김창운 선생님과의 만남도 빼 놓을 수 없다. 맨발걷기 횟수가 나와 비슷하고 독서, 글쓰기 또한 꾸준히 하고 계시는 모습에서 많은 것을 배웠다. 또한 작가 스쿨로의 경험을 하도록 해 주셔서 지금 이 책을 쓰게 되었다. 고마운 분이다.

"일단 꾸준히 쓰십시오. 쓰는 게 가장 좋은 글쓰기 실력을 높이는 방법입니다."라고 강조하신 이은대 작가님의 은혜는 말로 다 해도 모자란다. 두 권, 세 권 꾸준한 책 쓰기로의 안내자이시다.

사위 말만 믿고 맨발걷기를 시작하신 장인, 장모님도 늘 감사드리는 분들이다. 하루도 빠짐없이 1년을 넘기신 장인어른, 맨발걷기의 참맛을 알고 꾸준히 참여하시는 장모님 두 분의 정성도 감사하다.

못난 남편 만나 갖은 고생으로 나날을 보내면서도 꾸준한 맨발 참여로 나의 인생의 동반자가 되어 주는 아내, 아들, 딸도 정말 고마운 존재다.

아버지, 어머니의 은혜는 말로 할 필요가 없을 것이다. 맨발걷기처럼 소중한 존재로 태어나게 해 주셨고 지금까지 꾸준하게 맨발걷기를 할 수 있게 해 주신 생명의 은인이시다. 정말 감사하다.

맨발걷기는 이렇게 많은 좋은 인연을 만들어 주었다. 낙숫물의 꾸준함이 바위를 뚫듯 하루하루 차곡차곡 쌓아가다 보면 분명 운명이 바뀔 거라 믿는다.

맨발걷기는 단순히 신체적, 정신적 건강을 위한 존재가 아니다. 그 속에는 우리 인간이 살아가면서 깨우치고 익혀야 할 삶의 지혜와 혜안이 모두 담겨 있다.

"그러면 맨발걷기가 만병통치약이라는 말인가?"라고 묻는 사람들이 많다. 그럴 때마다 "만병통치약, 맞습니다."라고 대답한다.

마음이 아플 때 맨발걷기를 하면 상처가 치유되고, 무릎이 아플 때 맨발을 하면 통증이 사라지고, 어깨가 기울어졌을 때 하면 자세가 바르게 되니 이만큼 좋은 약이 또 어디 있을까?

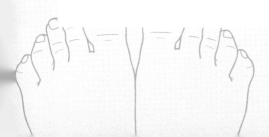

모든 것은 직접 체험해보지 않고서는 말할 수 없다. 맨발걷기가 아무리 좋기로서니 경험해보지 않는다면 그 참맛을 알 수 없다.

'실행이 답이다.' 일단 양말과 신발을 벗고 땅바닥에 발을 디디는 순간을 맛본다면 맨발의 마력에 빠지지 않을 수 없다. 많은 사람들이 시작한 후 멈추지 못한다. 운명이 개인의 노력에 의해서 만들어지는 것처럼 일단 맨발걷기가 자신의 삶을 변화시켜 주는 명약이라고 생각하고 시작한다면 후회할 일은 없을 것이다.

돈, 기능, 장비가 필요 없는 가장 자연스럽고 원시적이며 순수한 공부가 바로 '맨발걷기'다. 주위에 함께 참여하는 분들이 점점 늘어나고 있는 이유도 이러한 현상을 잘 보여주고 있는 것이다.

오늘부터 가까운 학교 운동장, 산, 들을 찾아 맨발걷기를 시작한다면 그 인생은 성공이다. 주저하지 말고 일단 시작해보자.

시작이 반이다!

몸의 끝에서 생각이 시작되다

맨발걷기

초판 1쇄 발행 _ 2019년 5월 15일
개정판 1쇄 발행 _ 2023년 11월 30일

지은이 _ 임문택

펴낸곳 _ 바이북스
펴낸이 _ 윤옥초
책임 편집 _ 김태윤
책임 디자인 _ 이민영

ISBN _ 979-11-5877-363-2 03510

등록 _ 2005. 7. 12 | 제 313-2005-000148호

서울시 영등포구 선유로49길 23 아이에스비즈타워2차 1005호
편집 02)333-0812 | 마케팅 02)333-9918 | 팩스 02)333-9960
이메일 postmaster@bybooks.co.kr
홈페이지 www.bybooks.co.kr